薬剤師国家試験のための

病単

試験にでる病気まとめ帳

第2版

株式会社
PASSMED
木元貴祥 [著]

株式会社
メディカルスタンダード
岩片一樹 [著]

東京医科歯科大学（現東京科学大学）
名誉教授
奈良信雄 [監修]

秀和システム

｡注 意

(1)本書は著者が独自に調査した結果を出版したものです。

(2)本書は内容について万全を期して作成いたしましたが、万一、
ご不審な点や誤り、記載漏れなどお気付きの点がありましたら、
出版元まで書面にてご連絡ください。

(3)本書の内容に関して運用した結果の影響については、上記(2)項
にかかわらず責任を負いかねます。あらかじめご了承ください。

(4)本書の全部または一部について、出版元から文書による承諾を
得ずに複製することは禁じられています。

(5)商標
本書に記載されている会社名、商品名などは一般に各社の商標
または登録商標です。
本書では®の表示を省略していますが、ご了承ください。

(6)本書の内容は、最新の情報を基に正確を期して作成いたしまし
たが、医学情報・薬剤情報すべてを網羅するものではありません。
また、薬剤の情報は常に変化しています。薬剤の実際の使用に際
しては、添付文書などを十分ご確認のうえお取り扱いください。

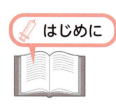
はじめに

　2022年の3月に『薬剤師国家試験のための病単　試験にでる病気まとめ帳』を出版し、大きな反響をいただき、このたび改訂版を出版できることとなりました。

　2023年には本書と同じく秀和システム発行の問題集『薬問』『病問』の執筆に取り組み、この経験によって、より国家試験内容に関する知見を深められたと感じています。

　本書は前作から次の点を強化した改訂版です。

・『病問』との表現の統一
・新規出題の疾患の追加
・化学療法レジメンなどの反映

　本作も株式会社メディカルスタンダードの岩片一樹先生、医師の奈良信雄先生のお力を借り、完成度の高い1冊に仕上がっています。

　本書が試験や実習において、皆さまの学習の一助となりましたら幸いです。

2025年2月　木元貴祥

本書の特長と使い方

第1章〜第7章

本書は薬剤師国家試験の出題基準に沿って、領域ごとに疾患の病態と治療の概要などをまとめています。必要に応じて図や表を入れています。

本文中に出てくる難解な語句の解説と治療薬の一覧が巻末の資料編にあります。ぜひ、第1章〜第7章の本文とともに、巻末の資料編もご活用ください。

資料編

用語解説

第1章〜第7章に登場する医学用語、薬学用語の解説です（50音順）。

主な治療薬

分類名と、その分類に属する薬剤の一覧です。主な治療薬の最後には、ステロイド薬の薬効の強さ別一覧も付しました。薬剤の確認や暗記にお使いください。

主な検査と基準値

疾患の診断に用いる主な検査、基準値を表にしてまとめています。値の確認や暗記にお使いください。

索引

第1章〜第7章の見出し語である「疾患名」の五十音順索引と、全体を通じ太字などの重要語句を抜き出した「用語索引」、各疾患の解説文中の薬品名・薬効分類など薬剤に関連した「薬剤・薬効索引」（資料編「主な治療薬」の「代表的な治療薬」を含む）があります。

❶章表示
❷節タイトル
❸重要度マーク：第98回〜第109回の薬剤師国家試験での出題頻度を基に3段階で表したもの。
　🔖🔖🔖 重要度高　🔖🔖 重要度中　🔖 重要度低
❹疾患名
❺参照ページ：他の章でも同じ疾患を掲載している場合、そのページ。

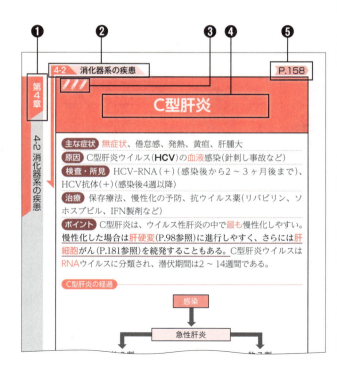

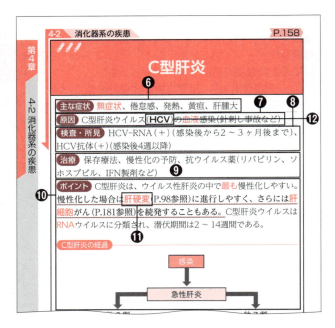

❻主な症状

❼原因

❽検査・所見：その疾患における代表的な検査・所見。スペースの都合上、一部を除いて「血中」及び「血清」という語句は省略。

❾治療：主な治療法。薬物治療については主な治療薬。

❿ポイント：各疾患の特徴など。下線は特に重要な情報や、その疾患独特の内容を表す。

⓫重要語句：問題を解く上で覚えておく必要のあるキーワード。赤字表記で赤シートに対応。

⓬医学・薬学用語：ゴシック体の太字は資料編の「用語解説」で解説している語句。

※本書に赤シートは付属しておりません。

はじめに .... Ⅲ
本書の特長と使い方 .... Ⅳ

第1章
神経系の疾患

1-1 体性神経系・筋の疾患 2
1-2 中枢神経系の疾患 4

第2章
免疫・炎症・アレルギー及び骨・関節の疾患

2-1 免疫・炎症・アレルギー疾患 32
2-2 骨・関節疾患 37

第3章
循環器系・血液系・造血器系・泌尿器系・生殖器系の疾患

3-1 循環器系の疾患 40
3-2 血液系・造血器系の疾患 58
3-3 泌尿器系・生殖器系の疾患 65

第4章
呼吸器系・消化器系の疾患

4-1 呼吸器系の疾患 82
4-2 消化器系の疾患 89

第5章
代謝系・内分泌系の疾患

5-1 代謝系の疾患 106
5-2 内分泌系の疾患 114

第 6 章
感覚器・皮膚の疾患

- 6-1　眼の疾患..................................126
- 6-2　耳鼻咽喉疾患...........................131
- 6-3　皮膚疾患..................................135

第 7 章
感染症・悪性新生物（がん）

- 7-1　細菌感染症..............................142
- 7-2　ウイルス感染症.........................153
- 7-3　真菌感染症..............................164
- 7-4　原虫・寄生虫感染症..................167
- 7-5　悪性腫瘍..................................170

資料編

用語解説......................................194
主な治療薬...................................223
主な検査と基準値..........................234

疾患名（見出し語）索引...................239
用語索引......................................244
薬剤・薬効索引..............................249

第1章

神経系の疾患

● 1-1 体性神経系・筋の疾患
● 1-2 中枢神経系の疾患

1-1　体性神経系・筋の疾患

筋ジストロフィー

主な症状 骨格筋の変性・壊死と筋力低下や萎縮による運動機能障害

原因 遺伝子変異

検査・所見 CK・LDH・AST・ALT値が上昇

治療 早期からの理学療法、ステロイド薬(少量)

ポイント 筋ジストロフィーでは、動揺性歩行(アヒル歩行)、ガワーズ徴候(登攀性起立)が見られる。最も頻度が高いデュシェンヌ型は、潜性(劣性)遺伝[X連鎖潜性(劣性)遺伝]病であり、ほとんどが3～6歳の男子に発症し、12歳までに歩行不能に陥る場合が多い。根本治療はない。

ギラン・バレー症候群

主な症状 左右対称性の弛緩性運動麻痺、多発根ニューロパチー(末梢神経障害)

原因 自己免疫反応による末梢神経障害

検査・所見 抗ガングリオシド抗体(特に抗GM1抗体)(＋)

治療 免疫グロブリン静注、血液浄化療法(免疫吸着法など)

ポイント ギラン・バレー症候群の約40～70％に先行感染(主にカンピロバクター・ジェジュニが原因菌である)が見られる。ギラン・バレー症候群には髄鞘の障害による脱髄型と、そのさらに内側が障害された軸索型があり、予後が悪いのは軸索型のほうである。症状は下肢の脱力から始まり、約2週間でピークを迎え、やがて回復に向かう。多くは6ヶ月以内に自然回復する。ステロイド薬は無効である。

重症筋無力症

主な症状 筋力低下、重症例で呼吸障害

原因 神経筋接合部のアセチルコリン受容体に対する自己抗体による神経筋伝達障害

検査・所見 抗アセチルコリン受容体抗体・**エドロホニウム試験**(+)

治療 薬物療法(コリンエステラーゼ阻害薬、ステロイド薬、免疫抑制薬)、胸腺切除、**血液浄化療法**

ポイント 重症筋無力症は、胸腺腫を有する患者に好発する自己免疫疾患である。特に外眼筋が障害されやすく初期症状に眼瞼下垂・複視が見られることがある。症状には日内変動(午後に強くなる)がある。30～50歳代、女性の発症がやや多い。

重症筋無力症の病態

正常

脳からの指令

シナプス小胞

神経の末端

- アセチルコリン
- アセチルコリン受容体

筋肉

筋肉へ指令を伝達

重症筋無力症

脳からの指令

シナプス小胞

神経の末端

抗アセチルコリン受容体抗体

筋肉

筋肉へ指令が伝達されにくい

第1章

1-1 体性神経系・筋の疾患

3

1-2 中枢神経系の疾患

統合失調症

主な症状 陽性症状、陰性症状、認知機能障害

原因 ドパミン仮説、グルタミン酸仮説、神経発達障害仮説

検査・所見 特異的な検査所見はなく、面談や観察、症状のヒアリングなどにより判断

治療 薬物療法(抗精神病薬など)、精神療法、認知行動療法、リハビリテーション

ポイント 統合失調症は、思春期から青年期(10〜30歳代)に好発する内因性精神疾患である。患者に病識が欠如しているケースが多く、認知機能障害など様々な原因によりアドヒアランスが低下しやすい。発症に遺伝子的素因が認められていることが報告されている。抗精神病薬は定型と非定型に分類される。定型は、陽性症状に有効だが、副作用として錐体外路障害が起きやすく、非定型は陽性・陰性症状共に有効で、錐体外路障害が少なく、第一選択薬となる。統合失調症の急性期の治療には、非定型抗精神病薬を単剤で少量から使用する治療が推奨される。オランザピン、クエチアピンは糖尿病の患者に禁忌。

統合失調症の主な症状

症状	特徴
陽性症状	急性期に目立つことが多く、健常時になかった状態が現れる症状。例)妄想、幻覚、幻聴など
陰性症状	慢性期に目立つことが多く、健常時にあったものが失われる症状。例)意欲低下、感情の平板化など
認知機能障害	早期から見られ、日常生活に影響を及ぼす症状。例)理解力・記憶力・問題解決能力・作業記憶の低下

うつ病性障害

主な症状 抑うつ気分、微小妄想（罪業妄想、貧困妄想、心気妄想）、思考障害、意欲低下、自殺企図、身体症状（食欲低下、不眠、倦怠感など）

原因 遺伝子的素因、生化学的素因（モノアミン仮説、受容体仮説）、薬剤性素因（インターフェロン、レセルピン）

検査・所見 症状から判断、HDRS・SDS（重症度尺度）

治療 薬物療法（SSRI、SNRI、NaSSA、三環系、四環系）、精神療法

ポイント うつ病性障害は、女性の有病率が高い内因性の精神疾患である。一般に記憶障害は認めない。うつ状態がほぼ毎日2週間以上続いている場合は、大うつ病性障害と診断される。SSRI、SNRI、NaSSAが第一選択薬となる。SSRI、SNRIでは副作用としてセロトニン症候群に要注意。ほとんどの抗うつ薬で効果発現までには2週間前後かかる（副作用は初期から出現する）。自殺は、回復期に見られることが多い。

ノルアドレナリン、ドパミン、セロトニンの役割とバランス

ノルアドレナリン
緊張、不安、集中、積極性などに関与する。
不足すると無気力・意欲の低下などを引き起こす

ドパミン
喜び・快楽・意欲などに関与する。不足により無関心・性機能低下・運動機能の低下などを引き起こす

セロトニン
アドレナリンとドパミンを調節する役割。
不足すると、感情の制御がきかず、精神が不安定になる

双極性障害

主な症状 爽快気分、多動多弁、観念奔逸、誇大観念、行為心迫、睡眠時間の短縮、食欲亢進、うつ症状

原因 遺伝子的要因、生化学的要因(モノアミン仮説、受容体仮説)、薬剤性要因(インターフェロン、レセルピン)

検査・所見 HDRS・SDS(重症度尺度)、日内変動(朝症状が悪く、夕方軽快)を認めるケースが多い

治療 躁状態で気分安定薬(単独投与が基本)、うつ状態ではうつ病性障害(P.5参照)に準ずる

ポイント 双極性障害は、内因性の精神疾患である。躁状態とうつ状態の両方が見られるタイプを双極Ⅰ型、うつ状態と軽い躁状態を認めるタイプを双極Ⅱ型という。一般に記憶障害は認めない。気分安定薬は速効性が期待できないため、鎮静作用の強い抗精神病薬を最初から併用することもある。

双極性障害について

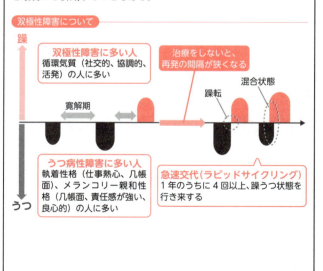

パニック障害

主な症状 動悸やめまい、窒息感などのパニック発作

原因 心因性・環境因子

検査・所見 パニック発作の繰り返しや**広場恐怖**などが見られる

治療 **曝露療法**、薬物療法（抗うつ薬、抗不安薬、催眠薬など）

ポイント パニック障害は女性に好発する。発作後10分以内にピークとなり、**30分**ほどで治まることが多い。パニック障害では、**予期不安**を合併する場合が多い。**予期不安**は、パニック発作を経験した後に、「また同じような発作が起こるのでは」という不安のことである。**予期不安**により、パニック発作が起こりやすくなるという悪循環が起こる。SSRIの中でも、**パロキセチン**と**セルトラリン**が適応を持つ。治療の目標は**すべての症状の寛解と機能の回復**であり、目標が達成された場合には薬物治療を中止する。

全般性不安障害

主な症状 漠然とした慢性の不安感と身体症状が続く

原因 心因性・環境因子

検査・所見 不安の理由が明確ではなく、特徴的な症状がない

治療 **精神療法**、薬物療法（抗うつ薬、抗不安薬、催眠薬など）

ポイント 全般性不安障害は、特徴的な症状がないため、患者がなかなか受診しようとしない。動悸、呼吸困難、発汗、不眠、下痢など様々な身体症状が見られる。

強迫性障害

主な症状 不合理な思考を頭から追い払えない(強迫観念)

原因 心因性・環境因子

検査・所見 強迫観念からくる、強迫行為が見られる

治療 **精神療法**、薬物療法(抗うつ薬、抗不安薬、催眠薬など)

ポイント 強迫行為として、ガスの元栓や戸締まりを何度も確認する行為(確認行為)や、手洗いや入浴を繰り返す行為(不潔強迫)などが見られる。SSRIの中でも、パロキセチン、フルボキサミンが適応を持つ。

適応障害

主な症状 抑うつや不安感などの様々な精神症状

原因 心因性・環境因子

検査・所見 ストレスとなる状況や原因がはっきりしている

治療 **精神療法**、薬物療法(抗うつ薬、抗不安薬、催眠薬など)

ポイント 日常生活の中でのストレスにより、心身のバランスが崩れ、社会生活に支障が生じる。ストレスの原因から離れると、症状は次第に改善していく。

恐怖性不安障害

主な症状 対人恐怖症、パニック発作

原因 心因性・環境因子

検査・所見 普段は恐ろしくないものに対しての強い不安感

治療 **精神療法**、薬物療法(抗うつ薬、抗不安薬、催眠薬など)

ポイント 恐怖性不安障害は、人前が苦手な女性に好発する。**広場恐怖**、高所恐怖、閉所恐怖、外出恐怖なども見られる。

解離性障害

主な症状 解離症状(健忘、多重人格など)、転換症状(失声、運動障害、痙攣発作など)

原因 心因性・環境因子

検査・所見 自己同一性を失い、知覚・記憶力などの低下が見られる

治療 **精神療法**、薬物療法(抗うつ薬、抗不安薬、催眠薬など)

ポイント 解離性障害は、心身への外傷に対する一種の防衛反応と考えられている。解離とは、意識や記憶などの感覚をまとめる能力が失われた状態である。

心的外傷後ストレス障害（PTSD）

主な症状 フラッシュバック、過覚醒、回避、神経麻痺症状
原因 事故や災害などの強い精神的外傷（トラウマ）
検査・所見 精神的外傷を負った出来事などのヒアリング
治療 **精神療法**、薬物療法（抗うつ薬、抗不安薬、催眠薬など）
ポイント 精神的外傷から6ヶ月以内に様々な精神・身体症状が現れる。精神的外傷とは、自分自身に対することだけではなく、他人の事故や死などでも起こる。放置することで症状が数年にもわたって続いてしまう場合もある。

PTSDの原因と症状

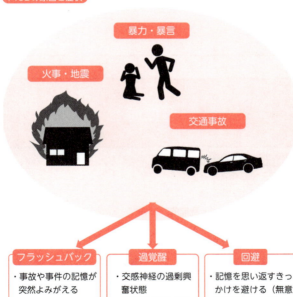

- 暴力・暴言
- 火事・地震
- 交通事故

フラッシュバック
・事故や事件の記憶が突然よみがえる

過覚醒
・交感神経の過剰興奮状態
・不眠症、不安、感覚過敏

回避
・記憶を思い返すきっかけを避ける（無意識の場合もある）

心気障害

主な症状 重大な病気だと思い込み、様々な心身の異常を訴える

原因 心因性・環境因子

検査・所見 重篤状態であると頑なに確信した状態が6ヶ月以上持続

治療 **精神療法**、薬物療法(抗うつ薬、抗不安薬、催眠薬など)

ポイント 重大な病気ではないと診断されても信じられず、多くの医療機関を受診してしまうケースが見られる。

心身症

主な症状 胃潰瘍(P.90参照)、過敏性腸症候群(P.102参照)、頭痛、メニエール病(P.131参照)

原因 心理・社会的因子(ストレス)

検査・所見 器質的・機能的障害を認める

治療 身体療法、薬物療法(抗うつ薬、抗不安薬、催眠薬など)、**精神療法**

ポイント 神経症やうつ病などの精神疾患に伴う身体症状は、心身症とは区別されない。つまり、心身症は身体疾患の中で、その発症や経過に心理・社会的因子が密接に関与しているものという位置づけである。

第1章

1-2 中枢神経系の疾患

てんかん（部分発作）

主な症状 単純部分発作、複雑部分発作
原因 大脳の一部分で大脳細胞の過剰興奮
検査・所見 脳波検査で棘波や棘徐波などを認める
治療 抗てんかん薬を単剤少量投与から開始し、徐々に増量
ポイント 原因・素因のない先天性のもので、小児に多いものを特発性てんかん、脳の障害が原因となるものを症候性てんかんという。また、部分発作は複雑部分発作と単純部分発作に分類される。抗てんかん薬の多くは血中濃度のモニタリング（TDM）が必要。発作消失期間・脳波の正常化が2年以上で治療終了を検討する。

部分発作の分類

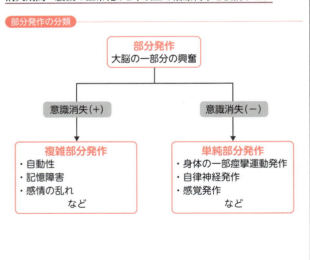

てんかん(全般発作)

主な症状 強直間代発作、欠神発作、脱力発作、ミオクロニー発作

原因 大脳全体で大脳細胞の過剰興奮

検査・所見 脳波検査で棘波や棘徐波などを認める

治療 抗てんかん薬を単剤少量投与から開始し、徐々に増量

ポイント 原因・素因のない先天性のもので、小児に多いものを特発性てんかん、脳の障害が原因となるものを症候性てんかんという。また、全般発作は強直間代発作(大発作)、欠伸発作(小発作)、脱力発作、ミオクロニー発作に分類される。抗てんかん薬の多くは血中濃度のモニタリング(TDM)が必要。発作消失期間・脳波の正常化が2年以上で治療終了を検討する。

全般発作の分類

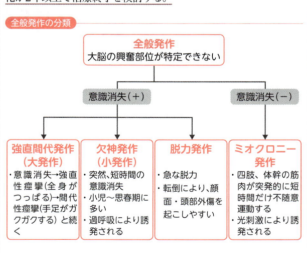

被殻出血

主な症状 片麻痺、感覚・意識障害、**同名性半盲**、**共同偏視**

原因 長期的な高血圧による脳血管の破裂

検査・所見 CT検査で被殻に高吸収域

治療 内科的治療(血圧管理、正常頭蓋内圧の維持、全身合併症対策など)、血腫除去術

ポイント 被殻は大脳基底核の一部である。被殻出血は、脳出血の中では最も多く見られる。脳梗塞や脳出血、くも膜下出血などをまとめて脳卒中という。

脳卒中の分類

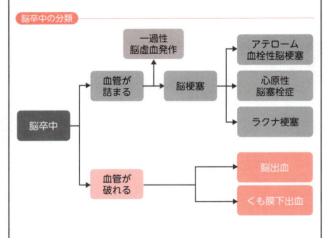

視床出血

主な症状 片麻痺、感覚・意識障害、下方共同偏視
原因 長期的な高血圧による脳血管の破裂
検査・所見 CT検査で視床部に高吸収域
治療 脳室ドレナージ（脳室穿破が見られる場合）など
ポイント 視床穿通動脈、視床膝状体動脈からの出血が多い。重症で予後不良。手術適応はない。

脳の構造と名称

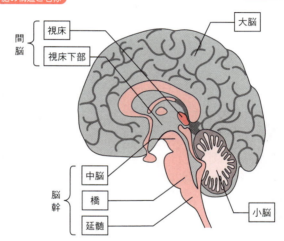

小脳出血

主な症状 突然の回転性めまい・後頭部痛・嘔吐、**共同偏視**（病巣と反対側）

原因 長期的な高血圧による脳血管の破裂

検査・所見 CT検査で小脳部に高吸収域

治療 内科的治療（血腫径3cm以下）、血腫除去術（血腫径3cm以上）

ポイント 上小脳動脈からの出血が多い。小脳は平衡感覚を司っており、障害により回転性のめまいやふらつきなどが生じるが、運動神経に直接的に繋がる神経路はないため、麻痺は生じない。

橋出血

主な症状 四肢麻痺、意識障害、縮瞳

原因 長期的な高血圧による脳血管の破裂

検査・所見 CT検査で橋部に高吸収域

治療 手術適応なし（軽症例では、適応になることもある）

ポイント 橋動脈からの出血が多い。橋出血は脳出血の中で最も予後が不良。

くも膜下出血

主な症状 突然の激しい頭痛、嘔吐、意識障害、**髄膜刺激症状**

原因 脳動脈瘤の破裂、脳静脈奇形

検査・所見 CT検査でヒトデ型の高吸収域、髄液検査

治療 3大合併症の予防、**クリッピング術**や**コイル塞栓術**(動脈瘤再破裂防止)、薬物療法(**脳血管攣縮**にはファスジル、脳浮腫の治療にはD-マンニトールなど)

ポイント くも膜下出血の原因は脳動脈瘤の破裂が最多で、40～60歳代の女性に好発する。特にウィリス動脈輪の前部が好発部位。脳動静脈奇形によるくも膜下出血は20～40歳代に好発する。3大合併症とは、再出血、脳血管攣縮、**正常圧水頭症**を指す。

ウィリス動脈輪

もやもや病
（ウィリス動脈輪閉塞症）

主な症状 脳虚血発作(脱力発作、片麻痺、痙攣、不随意運動)、脳出血、くも膜下出血

原因 ウィリス動脈輪(特に内頸動脈終末部)の進行性の狭窄・閉塞

検査・所見 MRAや脳血管造影でもやもや血管(異常血管網)が見られる

治療 血行再建術、薬物療法(抗血小板薬、抗痙攣薬など)

ポイント もやもや病は、10歳以下及び30〜40歳代に好発するが、詳しい原因は不明である。ウィリス動脈輪における血管の狭窄・閉塞による脳血流不足を補うために、画像上"もやもや"と見える**側副血行路**が形成されるため、もやもや病と呼ばれている。この側副血行路は脆弱なため破綻しやすく、脳出血やくも膜下出血(P.17参照)が生じる。

頭蓋内圧亢進症

主な症状 頭痛、嘔吐、**クッシング現象**、うっ血乳頭(視力障害)

原因 脳腫瘍、脳内出血、くも膜下出血などによる脳容積または髄液量の増加

検査・所見 CT検査、MRI、眼底検査、頭蓋内圧測定

治療 内科的治療(D-マンニトールなどによる脳圧降下療法)、外科的治療(根治的療法)

ポイント 頭蓋内圧の正常値は、60〜180mmH$_2$Oで、頭蓋内圧亢進とは180mmH$_2$O以上を指す。脳ヘルニア(P.19参照)への移行を極力防ぐことが重要。腰椎穿刺は、脳ヘルニアを引き起こす可能性があるため禁忌。クッシング現象とは頭蓋内圧亢進時に血圧上昇と徐脈が現れる現象のことである。

脳ヘルニア

主な症状 頭痛、嘔吐、意識・呼吸障害、瞳孔異常

原因 浮腫・腫瘍の増大により、頭蓋腔の隙間から脳組織が押し出される

検査・所見 CT検査、MRI

治療 内科的治療(降圧療法)、外科的治療(根治的療法)

ポイント 頭蓋内圧亢進症(P.18参照)から、脳ヘルニアへと移行する。脳ヘルニアは、帯状回ヘルニア、テント切痕ヘルニア、大後頭孔ヘルニアに分類される。テント切痕ヘルニア、大後頭孔ヘルニアは予後不良になることが多いため、早期診断・治療が重要。

アテローム血栓性脳梗塞

主な症状 片麻痺、構音・意識障害、失語

原因 比較的大きな脳動脈のアテローム硬化による狭窄・閉塞

検査・所見 MRI・CT検査でそれほど大きくない梗塞巣

治療 急性期で血栓溶解薬・脳保護薬・抗凝固薬・抗血小板薬・脳浮腫治療薬、慢性期で抗血小板薬・抗凝固薬・降圧薬・D_2受容体遮断薬・脳循環改善薬

ポイント アテローム血栓性脳梗塞は、中高年で、動脈硬化の危険因子を有する人に好発する。一過性脳虚血発作の発症例が多い。主に安静時に発症し、症状は段階的。急性期治療では、虚血の中心部を取り巻くペナンブラ(血流低下のために時間の経過とともに脳梗塞に陥りつつある領域)が壊死しないようにすることを目的とし、慢性期治療では再発防止を目的とする。

心原性脳塞栓症

主な症状 片麻痺、**構音**・意識障害、失語・失認

原因 心臓内血栓や心臓を経由する栓子(主にフィブリン血栓)による脳動脈の閉塞

検査・所見 MRI・CT検査で大きい梗塞巣

治療 急性期は血栓溶解薬・脳保護薬・抗凝固薬・脳浮腫治療薬、慢性期は抗凝固薬・直接経口抗凝固薬

ポイント 心原性脳塞栓症は、心疾患(心房細動など)を有する人に好発する。一過性脳虚血発作などの前駆症状は見られにくい。失語・失認が多く見られる。主に活動時に発症し、症状の出現は突発的。急性期治療では病巣拡大の防止、脳浮腫の防止、出血性梗塞の防止などを目的とし、慢性期治療では再発防止を目的とする。

ラクナ梗塞

主な症状 運動・感覚・**構音障害**

原因 細い穿通枝動脈の閉塞

検査・所見 MRI・CT検査で小さい梗塞巣

治療 急性期は血栓溶解薬・脳保護薬・抗凝固薬・抗血小板薬・脳浮腫治療薬、慢性期は抗血小板薬・降圧薬・D_2受容体遮断薬・脳循環改善薬

ポイント ラクナ梗塞は、高齢者で高血圧を有する人に好発する。主に安静時に発症し、症状は緩徐に進むこともあれば、突発的に現れることもある。意識障害や失語・失認は見られない。急性期治療ではペナンブラが壊死に移行しないようにすることを目的とし、慢性期治療では再発防止を目的とする。

パーキンソン病

主な症状 安静時振戦(手足の震え、**丸薬丸め運動**)、筋強剛(歯車様強剛)、無動・寡動(動作緩慢、**仮面様顔貌**)、姿勢反射障害(突進歩行、すくみ足)、自律神経障害(便秘)
原因 中脳の黒質が変性し、ドパミン産生量が低下
検査・所見 残存神経細胞内におけるレビー小体の出現(脳幹に限局)、黒質・青斑核の色素脱失
治療 薬物療法(抗パーキンソン病薬など)、運動療法
ポイント パーキンソン病は、50歳以上に好発し、**神経変性疾患**の中でアルツハイマー型認知症(P.22参照)に次いで頻度が高い。Hoehn&Yahrの重症度分類で5段階に分けられる。抗パーキンソン病薬を突然中止すると、**悪性症候群**が起こることがあるため、服薬管理が重要である。レボドパ製剤を使用する際には、**wearing-off現象**、**on-off現象**、**ジスキネジア**などに注意する。

パーキンソン病におけるドパミン(DA)とアセチルコリン(ACh)のバランス

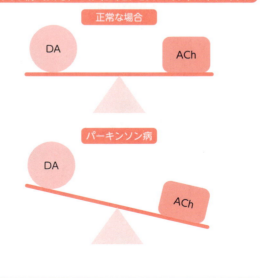

アルツハイマー型認知症

主な症状 中核症状、周辺症状

原因 大脳の全般的な萎縮（脳溝・脳室の拡大）

検査・所見 認知機能検査（**長谷川式認知症スケール、ミニメンタルステート検査**）など

治療 薬物療法（コリンエステラーゼ阻害薬、NMDA受容体遮断薬、**抗精神病薬**）、運動療法

ポイント アルツハイマー型認知症は、65歳以上に好発し、認知症疾患の中で最も多い疾患である。組織学的特徴に、神経細胞外のアミロイドβ沈着による老人斑、神経細胞内のリン酸化タウ蛋白質の蓄積による神経原線維変化、アセチルコリン減少、マイネルト基底核の神経核の脱落（記憶障害に関与）などがある。萎縮はまず側頭葉内側にある海馬領域に見られる。他に頭頂・後頭葉にも病変は強く現れる。発症や進行は緩徐であるが、根本治療は存在せず、進行の抑制が目標となることを患者、家族、介護者などに説明することで服薬アドヒアランスの向上に繋げる。

アルツハイマー型認知症の症状

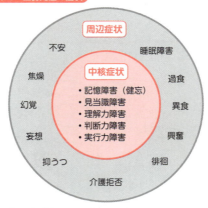

中核症状：脳の神経細胞が壊れることによって、直接起こる症状。
周辺症状：行動・心理症状（BPSD）とも言われ、中核症状に性格や環境などが影響して二次的に起こる症状。

レビー小体型認知症

主な症状 変動する認知機能障害、幻視、パーキンソン症状、レム睡眠行動障害

原因 大脳の特に後頭葉の障害

検査・所見 レビー小体(大脳皮質などに散在)、**SPECT・PET**にて後頭葉の血流低下

治療 薬物療法(コリンエステラーゼ阻害薬、**抗精神病薬**など)

ポイント レビー小体型認知症は男性に好発する。海馬の萎縮は比較的少ないと言われている。パーキンソン症状では、安静時振戦は目立たず、無動や筋強剛が主体となる。パーキンソン症状を誘発してしまうため、レビー小体型認知症の患者には抗精神病薬の使用は極力行わない。

脳血管性認知症

主な症状 抑うつ、感情失禁、知能障害、尿失禁、局所神経症状

原因 脳血管障害

検査・所見 CT検査・MRIで梗塞像や出血像

治療 降圧薬、抗血小板薬、抗凝固薬、抗うつ薬など

ポイント 脳血管性認知症は、生活習慣病の既往を持つ人に好発する。脳血管障害の治療や再発防止が重要。症状は段階的に悪化する。保たれる機能と障害される機能に差があるため、まだら認知症とも呼ばれる。

前頭側頭型認知症

主な症状 人格変化(**脱抑制**、感情麻痺)、**行動異常**、**滞続言語**

原因 大脳の前頭葉と側頭葉の萎縮

検査・所見 頭部画像検査で前頭葉・側頭葉の萎縮や血流低下

治療 対症療法が中心

ポイント 前頭側頭型認知症は、40〜60歳代に好発する。症状は緩徐に進行し、人格変化が特徴的。前頭側頭型認知症の中でも、**ピック球**(変性した蛋白質の塊)が見られる疾患を**ピック病**という。

片頭痛

主な症状 こめかみから側頭部に発作性の**拍動性頭痛**

原因 精神的・内因性・環境性・食事性因子

検査・所見 **光**・音・臭いに敏感になり、悪心・嘔吐を伴うことがある

治療 予防にはロメリジン・バルプロ酸・プロプラノロールなど、発作抑制にはトリプタン製剤・エルゴタミン製剤・抗CGRP抗体製剤・鎮痛薬(アセトアミノフェン、NSAIDs)など

ポイント 片頭痛は、**20〜40**歳代の**女**性に好発する。発生機序については、**三叉神経血管説**や**血管仮説**がある。前兆として**閃輝暗点**が見られることがある。一次性頭痛に分類される。**入浴**や**マッサージ**によって痛みが増悪することが多く、**チョコレート**や**赤ワイン**の摂取が痛みを招くこともある。

緊張型頭痛

主な症状 後頭部付近に非拍動性の頭痛

原因 精神的・身体的ストレス

検査・所見 1日中痛みが続く

治療 精神的・身体的ストレスの除去、予防には抗うつ薬・筋弛緩薬、発作抑制に鎮痛薬

ポイント 緊張型頭痛は、一次性頭痛の中で最も頻度が高い。正確な発生機序は不明。

群発性頭痛

主な症状 片側の目の奥に激痛発作の頭痛

原因 眼動脈や内頸動脈の拡張

検査・所見 決まった時間に突然発症、目の充血・流涙

治療 予防にはベラパミル(適応外)など、急性期はトリプタン製剤の皮下注・100%酸素吸入

ポイント 群発性頭痛は、前兆なく突然発症し、1ヶ月ほどの間、ほぼ毎日決まった時間に眼窩部を中心とした強烈な痛みを現す。通常、1年に1～2回の周期で発生する。特に夜間・睡眠中に多く発症する。有病率は0.1%と言われている。一次性頭痛に分類される。

P.155

脳炎

主な症状 発熱、頭痛、**髄膜刺激症状**、髄液細胞増多

原因 主に単純ヘルペスウイルスによる脳実質の感染

検査・所見 PCR法

治療 抗ウイルス薬

ポイント 単純ヘルペスウイルスは1型(口唇ヘルペス)と2型(性器ヘルペス)があるが、単純ヘルペス脳炎の原因は1型が多い。初感染だけではなく、再活性化によって症状が起きる可能性もある。髄膜炎(P.26参照)を合併する場合がある。

P.148

髄膜炎

主な症状 発熱、意識障害、**髄膜刺激症状**、頭痛、嘔吐

原因 細菌、真菌、結核菌、ウイルスによる髄膜の感染

検査・所見 血液検査、髄液検査、PCR法

治療 原因菌に合わせた抗菌薬やステロイド薬

ポイント 髄膜炎は、小児に好発し、急性細菌性髄膜炎、結核性髄膜炎、亜急性髄膜炎、ウイルス性(無菌性)髄膜炎に分類される。

多発性硬化症（MS）

主な症状 視力・眼球運動障害、有痛性硬直性痙攣、**レルミット徴候**、排尿障害など。これらの再発と**寛解**を繰り返す

原因 中枢神経の髄鞘に対する自己免疫反応

検査・所見 MRIで多数斑状病変、髄液検査にてIgG・**MBP**の上昇、**オリゴクローナルバンド**（＋）

治療 急性期は**ステロイドパルス療法**（無効時には**血液浄化療法**）・リハビリ、痙攣に対してカルバマゼピンなど

ポイント 多発性硬化症は、若年成人の女性に好発する。中枢神経系の白質に炎症性の脱髄巣が散発するのが特徴。通常、中枢神経のみの障害で、末梢神経は障害されない。また温熱による一時的な症状の悪化をウートフ徴候というが、これは冷却により改善が期待できる。

筋萎縮性側索硬化症（ALS）

主な症状 筋力低下、筋萎縮、**球麻痺**症状（**構音障害**、嚥下障害など）、腱反射亢進

原因 上位・下位運動ニューロンの変性

検査・所見 針筋電図・筋生検で神経原性変化

治療 リハビリ、緩和ケア、薬物療法（リルゾールなど）

ポイント 筋萎縮性側索硬化症の発症原因の詳細は不明で、根本治療はない。上位運動ニューロンの変性は下肢に強く影響し、下位運動ニューロンの変性は上肢に強く影響する。進行速度は人によりさまざまだが、人工呼吸器を用いなければ通常は2〜5年で死亡することが多いと言われている。

ナルコレプシー

主な症状 居眠りの反復、**情動脱力発作**、睡眠麻痺、入眠時幻覚

原因 覚醒性物質であるオレキシンの欠乏

検査・所見 **睡眠時ポリグラフ検査**、**睡眠潜時反復検査**など

治療 眠気に中枢神経興奮薬(メチルフェニデートなど)、レム睡眠増加にクロミプラミン

ポイント ナルコレプシーは、若年層に好発する。レム睡眠関連の症状に、情動脱力発作、睡眠麻痺、入眠時幻覚などがある。生活リズムの改善も重要となる。

注意欠如・多動症(ADHD)

主な症状 不注意、多動性、衝動性

原因 ドパミン・ノルアドレナリン系神経の機能低下

検査・所見 ヒアリング・行動評価、脳機能評価

治療 環境調整、行動療法、中枢神経興奮薬(メチルフェニデート徐放製剤、アトモキセチンなど)

ポイント 注意欠如・多動症(ADHD)は、学齢期の小児の3～7%程度に認められる。成人期までに症状が落ち着くケースは多いが、一部の症状を成人期以降に持ち越すことも少なくない。周囲からの否定により、自己否定が強まり、精神疾患を合併することもある。そのため、周囲が環境・行動・薬物療法への介入をしてサポートしていくことが重要である。

薬物依存症

主な症状 急性中毒症状、離脱症状、精神・身体症状

原因 薬物摂取による脳の側坐核からのドパミンの放出

検査・所見 ICD-10の診断基準を用いる

治療 原因薬物の中止・漸減、精神・薬物療法

ポイント 精神・身体依存や耐性などにより、さらに薬物を渇望してしまい、薬物の反復使用をやめたくてもやめられない状態になる。

アルコール依存症

主な症状 離脱症状、精神・身体症状

原因 GABA神経を介した側坐核からのドパミンの放出

検査・所見 依存性スクリーニングテストなど

治療 心理社会的治療、薬物療法(断酒・嫌酒・減酒薬)

ポイント 精神・身体依存や耐性などにより、さらにアルコールを渇望してしまい、飲酒をやめたくてもやめられない状態になる。場合によっては脂肪肝(P.97参照)、急性膵炎(P.101参照)、多発性筋炎、糖尿病などの身体合併症も見られる。

第1章

1-2 中枢神経系の疾患

memo

第2章

免疫・炎症・アレルギー及び骨・関節の疾患

- 2-1 免疫・炎症・アレルギー疾患
- 2-2 骨・関節疾患

アナフィラキシーショック

主な症状 呼吸困難、血圧低下(ショック)とそれに伴う頻脈

原因 薬物・ハチ毒・食物などのアレルゲンの侵入によるⅠ型アレルギー反応

検査・所見 抗原特異的IgE抗体・血漿ヒスタミン測定、皮膚試験

治療 一次救命(気道・循環血液量の確保)、アドレナリン(第一選択薬)、アミノフィリン、ステロイド、抗ヒスタミン薬など

ポイント ハチ毒などの非経口によるアレルゲンの曝露では特に発症が早く、数分で症状がピークに達する。経口によるアレルゲンの曝露では、数分~数時間で症状のピークになり、24時間以内に治まる。重症例では数分で意識が消失し、死に至ることもある。IgE抗体を介さない場合や、補体成分の直接作用によって症状が起こる場合はアナフィラキシー様症状として区別している。

花粉症

主な症状 くしゃみ、水溶性鼻漏、鼻閉、結膜炎

原因 スギ花粉などを抗原としたⅠ型アレルギー反応

検査・所見 鼻汁の好中球検査、皮膚テスト、IgE抗体(＋)

治療 抗アレルギー薬(H_1受容体遮断薬、ロイコトリエン受容体遮断薬など)、局所ステロイド薬、特異的免疫療法(減感作療法)

ポイント アレルゲンの回避(マスク、ゴーグルなど)が重要。花粉症の症状はアレルギー性結膜炎や鼻漏、鼻閉が多く、気管支喘息が見られることはまれである。特異的免疫療法(減感作療法)とは、対象のアレルゲンを少量から投与し、少しずつ増量して過敏性を減量させ、根本的な体質改善を目指す治療である(3年以上は治療を続けることが望ましいと言われている。適応となるのは「スギ花粉」のみ)。

関節リウマチ(RA)

主な症状 左右対称性・多発性の手・膝・肘関節炎、手指のスワンネック変形、朝のこわばり、皮下結節、間質性肺炎(P.84参照)

原因 リウマトイド因子(変性IgGのFc部に対する自己抗体)を認めるⅢ型アレルギー反応

検査・所見 リウマトイド因子(+)、抗CCP抗体(+)、MMP-3・CRPの上昇、赤沈亢進

治療 早期の薬物療法(抗リウマチ薬、NSAIDs、ステロイド薬など)、手術療法、リハビリ

ポイント 関節リウマチは、30～50歳代の女性に好発する、膠原病の中で最も頻度の高い疾患である。滑膜細胞からIL-6やTNF-αなどの炎症性サイトカインが分泌されることで、全身の炎症を引き起こす。主な病変は骨膜炎であるが、DIP関節は障害されにくい。生物学的製剤の使用により結核菌の活発化や結核症状の発現を招くことがあるため、使用前に、胸部X線検査、ツベルクリン反応検査、IFN-γ遊離試験(クォンティフェロン検査)などを行い、結核感染の有無を確認する。

手関節の名称

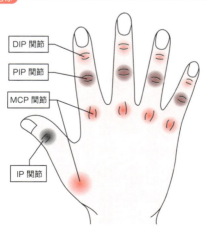

全身性エリテマトーデス（SLE）

主な症状 全身・皮膚・関節・精神神経症状、腎障害

原因 抗核抗体などの自己抗体と免疫複合体を認めるⅢ型アレルギー反応

検査・所見 汎血球減少、血清補体価低下、抗核抗体（＋）（特に抗ds-DNA・抗Sm・抗ヒストン抗体）、蛋白尿など

治療 安静・増悪因子の排除、薬物療法（ステロイド薬、免疫抑制薬、NSAIDs）、血液浄化療法

ポイント 全身性エリテマトーデスは、子供を産むことのできる年齢、特に20～40歳の女性に好発する、多臓器障害性の自己免疫性疾患である。重症例では、ステロイドパルス療法が用いられる。関節炎では変形が認められない。蝶形紅斑は、SLEに特徴的な所見。日常生活では、感染予防のため手洗いとうがいを促し、皮膚症状の予防に日焼け止めの使用を促す。

全身性エリテマトーデスの症状

全身症状	発熱、倦怠感、易感染性、溶血性貧血
精神症状	中枢神経ループス（うつ、脳血管障害、痙攣）
皮膚粘膜症状（約90%）	蝶形紅斑、円板状皮疹（ディスコイド疹）、光線過敏症、口腔内潰瘍、レイノー症状、脱毛
心症状	心膜炎、心筋炎、心内膜炎
関節症状（約90%）	関節炎（非変形性）
腎障害	ループス腎炎
肺症状	胸膜炎、肺出血・塞栓、肺高血圧

抗リン脂質抗体症候群（APS）

主な症状 動静脈血栓症（一過性脳虚血発作、脳梗塞、肺血栓塞栓症など）、妊娠合併症（流産など）、血小板減少症

原因 抗リン脂質抗体による自己免疫反応

検査・所見 血栓症・妊娠合併症の臨床基準や、LA（+）、aCL（+）

治療 抗凝固薬、ステロイド薬、免疫抑制薬など

ポイント 発症の詳しい原因は不明。約半数は全身性エリテマトーデスに合併する。

シェーグレン症候群

主な症状 唾液腺・涙腺の慢性的な炎症による口腔内・目の乾燥

原因 自己免疫反応によるものと考えられている（詳細不明）

検査・所見 抗SS-A抗体・抗SS-B抗体（+）、唾液腺造影、唾液・流涙分泌テスト、生検

治療 乾燥症状に外分泌腺機能促進薬・人工涙液点眼など、腺外症状にステロイド薬・免疫抑制薬

ポイント シェーグレン症候群は、中年女性に好発する。症状が涙腺や唾液腺に限局される腺型と、全身諸臓器に多彩な症状が見られる腺外型に分類される。他の膠原病を合併する可能性がある（特に関節リウマチ・全身性エリテマトーデス）。シェーグレン症候群では、抗SS-A抗体が高頻度で陽性になるが特異性はなく、抗SS-B抗体は30 ～ 40%で陽性になり、特異性が高い。

ベーチェット病

主な症状 主症状[アフタ性口内炎(P.133参照)、ぶどう膜炎(P.130参照)、陰部潰瘍、結節性紅斑]、副症状(中枢神経・消化器・血管の病変、精巣上体炎)

原因 内的・外的因子により免疫反応が起こっていると考えられている

検査・所見 皮膚針反応(+)、他に臨床症状の組み合わせで診断

治療 NSAIDs、ステロイド薬、コルヒチン、免疫抑制薬など

ポイント ベーチェット病は、20～40歳代に好発するが、詳しい発症原因は不明。反復する炎症反応により全身の臓器が障害される。疾患とHLA-B51抗原が顕著に相関することが知られている。

臓器移植後拒絶反応

主な症状 発熱、急激な血圧変化、吐き気、悪寒、疲労感

原因 移植された臓器に対する免疫反応(生着不全)

検査・所見 臨床症状、胸部X線写真の異常、生検

治療 免疫抑制薬、急性拒絶反応にステロイド薬の静脈注射

ポイント 移植の対象となる臓器は、臓器移植法等により定められた心臓、肺、肝臓、腎臓、膵臓、小腸、眼球である。**レシピエント**と**ドナー**間での**HLA**・血液型は適合していなくても移植は可能である。HLAは白血球の型とも言われ、適合性が高いほど、拒絶反応は穏やかである。

骨粗鬆症

主な症状 易骨折性、背腰痛、身長低下
原因 骨吸収＞骨形成となり、骨量が減少する
検査・所見 骨密度検査、骨代謝マーカー[骨吸収マーカー(ピリジノリン、NTXなど)、骨形成マーカー(P1NP、BAPなど)]、**DXA法**
治療 食事療法(カルシウム、ビタミンD、ビタミンKの摂取を推奨)、運動療法、薬物療法(骨吸収抑制薬、骨形成促進薬など)
ポイント 骨粗鬆症は、閉経後の女性に好発する。特に脊椎、手関節(特に橈骨遠位端)、大腿骨頸部が骨折しやすい。特に大腿骨近位部骨折は、寝たきりの原因になりやすく、長期入院の際には認知症の発症に注意する。適度な運動により、骨に負荷がかかることで骨代謝回転が亢進し、骨吸収の抑制及び骨形成の促進が期待できる。腎機能や肝機能が低下しやすい高齢の骨粗鬆症患者においては、活性型ビタミンD製剤の投与が望ましい。治療は、骨折を予防しながらQOLの維持や向上を目的とする。ステロイド薬は、骨代謝系へ直接作用することで、骨形成の著しい抑制や骨吸収促進が起こる。また、性腺刺激ホルモン放出ホルモンの分泌を抑制し、エストロゲンやテストステロンの分泌を抑制することで骨粗鬆症を誘発する。

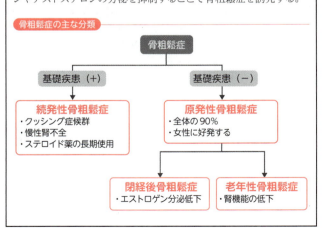

骨粗鬆症の主な分類

変形性関節症

主な症状 運動時の疼痛、関節の変形、可動域制限、腫脹

原因 関節軟骨の変性による軟骨の摩耗

検査・所見 X線検査で関節裂隙の狭小化・骨棘・軟骨下骨の硬化

治療 保存的療法、NSAIDs・ヒアルロン酸の関節腔内注射、手術療法

ポイント 変形性関節症は、中年以降に好発し、軟骨の摩耗に対する反応性の骨増殖をきたす退行性関節疾患である。原因疾患が不明で、老化現象などによって引き起こされる一次性が多い。

骨軟化症・くる病

主な症状 骨軟化症では筋力低下・骨痛・易骨折性・アヒル様歩行、くる病では変形(O脚)、成長障害、脊柱弯曲、関節腫脹

原因 ビタミンD欠乏による消化管からのCa吸収障害や低P血症による軟骨・骨基質の石灰化障害

検査・所見 X線検査、ALPの上昇、P・Caの減少

治療 検査値を基に活性型ビタミンD_3製剤、リン製剤の使用

ポイント 成人期に石灰化障害が発生したものが骨軟化症と分類され、小児期(骨端線の閉鎖前)に石灰化障害が発生したものがくる病と分類される。石灰化障害による、類骨の増加が特徴である。

第3章

循環器系・血液系・造血器系・泌尿器系・生殖器系の疾患

- 3-1 循環器系の疾患
- 3-2 血液系・造血器系の疾患
- 3-3 泌尿器系・生殖器系の疾患

上室性（心房性）期外収縮（APC）

主な症状 多くは無症状、動悸、胸部不快感
原因 心房部における異常興奮
検査・所見 洞調律（正常心拍）よりも早期に、変形したP波の出現
治療 生活習慣の改善、抗不整脈薬
ポイント 上室性期外収縮は、頻脈性不整脈に分類され、心室性期外収縮と並んで臨床上多く見られる。加齢と共に頻度が増加するが、通常は良性の疾患である。自覚症状がないことが多いため、基本的に治療は行わないが、自覚症状が強い場合や基礎疾患がある場合には、β受容体遮断薬を第一選択薬とした薬物治療を行う。期外収縮とは、基本調律に対して、予測されるタイミングよりも早期に出現する異常心拍である。

上室性期外収縮における心電図の特徴

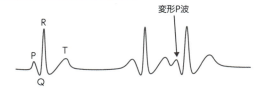

心室性期外収縮（VPC）

主な症状 多くは無症状、動悸、胸部不快感
原因 心室部における異常興奮
検査・所見 先行P波の消失、QRS波の早期出現、幅の広いQRS、洞性P波、R on T（R波とT波の重なり）
治療 生活習慣の改善、抗不整脈薬
ポイント 心室性期外収縮は、頻脈性不整脈に分類され、上室性期外収縮と並んで臨床上多く見られる疾患。心室性期外収縮は単発や連発、頻発など様々な形で発現する。心電図上のT波にVPCによるR波が重なるものをR on Tという。R on T型の場合には、心室頻拍や心室細動に移行しやすいので治療の対象となる。

心室性期外収縮における心電図の特徴

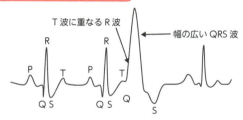

心房細動（AF）

主な症状 動悸、脈拍不整
原因 心房各部の リエントリー回路
検査・所見 P波の消失、RR間隔の不整、心房細動波
治療 抗凝固薬、抗不整脈薬、**カルディオバージョン**、**カテーテルアブレーション**
ポイント 心房細動は左心房内で血栓が生じやすく、脳塞栓症や四肢塞栓症の合併症に注意が必要。心房細動は、虚血性心疾患(狭心症や心筋梗塞)、高血圧、心臓弁膜症、心筋症などの基礎疾患が原因になる場合と、基礎疾患がなく、加齢、ストレス、飲酒、喫煙、過労、睡眠不足などが原因となる場合がある。左心房には左心耳と呼ばれるくぼみがあり、心房細動による血液の滞留は、この左心耳内で起こりやすい。滞留した血液はやがて血栓となり、大動脈から流れていく。血栓形成を防ぐためにワルファリンなどで抗凝固療法を行うが、脳塞栓症を発症した際には血栓溶解薬により対処する。

心房細動における心電図の特徴

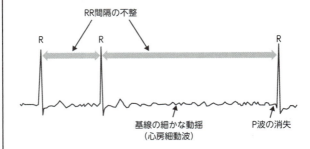

発作性上室性頻拍(PSVT)

主な症状 突然の動悸、重症例でめまい・意識消失
原因 房室結節内におけるリエントリー回路の存在
検査・所見 QRS波の後に逆行性P波、規則正しいRR間隔、幅の狭いQRS波の連続
治療 **迷走神経刺激法**、Ca遮断薬、ATP静注、**カルディオバージョン、カテーテルアブレーション**

ポイント 上室性頻拍とは、心室頻拍を除くすべての頻拍の総称である。房室結節リエントリー性頻拍と房室回帰性頻拍の2つで約8割を占めている。心房と心室がほぼ同時に興奮するため、P波はQRS波に埋もれることが多い。急性期における治療では、発作停止を目的とし、迷走神経刺激療法などを行い、慢性期治療では発作の予防もしくはカテーテルアブレーションによる根治療法が用いられる。

発作性上室性頻拍における心電図の特徴

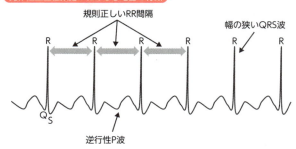

WPW症候群

主な症状 動悸、胸痛、めまい、意識消失
原因 副伝導路(Kent束)の存在による心室の早期興奮
検査・所見 ⊿波、PQ間隔の短縮、幅の広いQRS波
治療 **迷走神経刺激法**、Ca遮断薬、ATP静注、Na⁺チャネル遮断薬、**カルディオバージョン、カテーテルアブレーション**

ポイント WPW症候群は、副伝導路の存在場所によりA型、B型、C型の3つの型に分類される。副伝導路とは、正常な刺激伝導路以外にある伝導路を指し、**通常では存在しない**。副伝導路の中の1つであるKent束は、心房と心室を直接連絡しており、これが発作性上室性頻拍をきたす場合がある。カテーテルアブレーションでは、副伝導路を焼灼するため根治療法となる。心房細動を合併している場合はジギタリス・Ca遮断薬は投与禁忌である。WPW症候群は、Kent束による心室の早期興奮により起こり、発作性上室性頻拍の原因となる。

WPW症候群における心電図の特徴

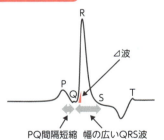

心室頻拍(VT)

主な症状 動悸、息切れ、めまい、失神、意識消失
原因 心室で**リエントリー回路**または異所性興奮の連続発生
検査・所見 幅広く規則的なQRS波、先行P波の消失
治療 抗不整脈薬、**カルディオバージョン、カテーテルアブレーション、植え込み型除細動器**

ポイント 心室頻拍は心室性期外収縮(P.41参照)が連続して発生し、頻脈を呈する疾患である。動悸、息切れ、めまいなどの自覚症状が強く現れる。血行動態が保たれている場合は、動悸、息切れ、めまいなどが現れる。血行動態が悪化した場合は、意識消失、低血圧、失神などをきたす。血行動態が安定している場合は薬物治療(リドカイン、プロカインアミド、アミオダロンなど)を行うことが多く、血行動態が不安定な場合はカルディオバージョンが行われることが多い。無脈性となったり、心室細動(P.46参照)に移行する可能性が高い危険な不整脈である。

心室頻拍における心電図の特徴

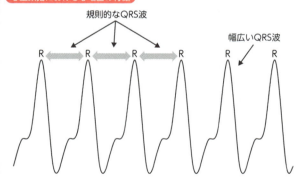

心室細動（VF）

主な症状 めまい、失神、死に至る場合もある

原因 小さな**リエントリー回路**が多数心筋に存在し、心拍出量が0になる

検査・所見 振幅も周波数も不規則な波が連続

治療 除細動、心肺蘇生術、二次救命処置（アドレナリンを静注）、三次救命措置（アミオダロン、ニフェカラント、リドカインなどの静注）

ポイント 心室細動は、速やかに治療しなければ確実に死に至る危険な疾患。そのため、心室性期外収縮（P.41参照）や心室頻拍（P.45参照）といった「心室細動の原因となる疾患」においては、心室細動へ移行をさせないことが重要となる。除細動の具体的なものとしては、胸骨圧迫やAEDなどが該当する。心室性期外収縮、心室頻拍以外に心筋梗塞（P.52参照）やQT延長症候群（P.48参照）などでも心室細動を合併する可能性があり、特に心筋梗塞では続発する心室細動が死亡の主な原因である。

心室細動における心電図の特徴

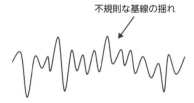

不規則な基線の揺れ

房室ブロック

主な症状 動悸、失神、心不全
原因 心房から心室への興奮伝達が遅延・途絶する
検査・所見 P波とQRS波のそれぞれが独立して一定間隔で出現
治療 1度・モビッツⅠ型は経過観察、モビッツⅡ型・3度は**ペースメーカー**や薬物療法(アトロピン、イソプレナリン)
ポイント 房室ブロックは、徐脈性不整脈の中の1つで1度、2度(モビッツⅠ型、モビッツⅡ型)、3度(完全房室ブロック)に分類される。モビッツⅡ型、完全房室ブロックは、心拍出量減少による失神(アダムス・ストークス症候群)や心停止などを引き起こすため、ペースメーカーの適応となる。ペースメーカー導入までのつなぎとして、薬物治療(アトロピン、イソプレナリン)が行われる。

3型(完全房室ブロック)の心電図の特徴

P波とQRS波のそれぞれが独立して一定間隔で出現

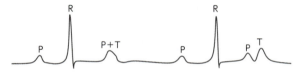

QT延長症候群（LQTS）

主な症状 失神発作を繰り返し、突然死に至る場合もある

原因 薬剤(抗不整脈薬)、心室筋活動電位の延長

検査・所見 QT延長、**TdP**

治療 原因薬剤の中止、**TdP**予防にマグネシウム製剤の静注、再発防止にβ受容体遮断薬・**植え込み型除細動器**

ポイント QT延長症候群の原因には先天性(K^+・Na^+チャネルの機能異常を伴う遺伝性疾患が原因)、二次性(薬剤性、高度な徐脈、電解質異常などが原因)がある。QT延長症そのものは無症状であるが、**TdP**という多形性心室頻拍や心室細動(P.46参照)が誘発されることにより、めまい、失神、突然死をきたすことがある。K^+チャネル遮断作用により心室筋の活動電位は延長し、QT延長も現れやすくなるため、治療においてⅠa群・Ⅲ群の抗不整脈薬の使用は避ける。

QT延長症候群の心電図の特徴

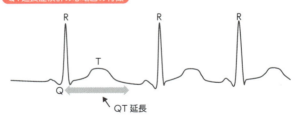

左心不全

主な症状 肺うっ血(呼吸困難、起坐呼吸、肺水腫)、心拍出量低下(チアノーゼ、易疲労感、冷汗、尿量減少)

原因 高血圧・心筋梗塞などによる左心系の機能不全

検査・所見 BNPの上昇、CTR50%以上、胸部X線で肺うっ血、NYHA分類、フォレスター分類

治療 生活習慣の改善、心不全治療薬(**ファンタスティック4**)

ポイント 心拍出量の低下から諸臓器の血流が低下することによって、左心系圧の上昇が起こり、肺うっ血が生じる。肺うっ血からさらに右心不全(P.50参照)を続発する場合があり、その状態を両心不全という。急性心不全とは、血行動態の悪化を急激にきたす状態をいい、左心不全で起こることが多い。慢性心不全とは、血行動態の悪化が徐々に進行し日常生活に支障をきたすものをいう。

左心不全のイメージ図

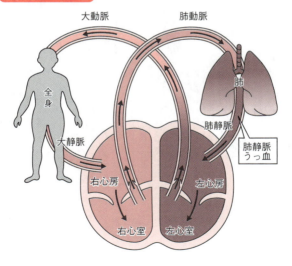

右心不全

主な症状 大静脈うっ血(下肢浮腫、胸水・腹水、肝腫大、頸静脈怒張)

原因 左心不全やCOPD(P.83参照)による右心系への負荷増大

検査・所見 BNPの上昇、CTR50%以上、胸部X線で肺うっ血、NYHA分類、フォレスター分類

治療 生活習慣の改善、心不全治療薬(**ファンタスティック4**)

ポイント 左心不全(P.49参照)での肺うっ血により、肺高血圧症になり、右心拍出量の低下から右心不全を併発する場合が多い。

右心不全のイメージ図

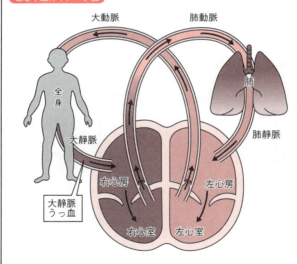

労作性（器質性）狭心症

主な症状 前胸部における圧迫感・絞扼感が3～5分程度持続

原因 動脈硬化などによる器質的冠動脈狭窄

検査・所見 発作時における心電図・運動負荷心電図にてST下降

治療 発作時に硝酸薬の舌下投与、発作予防として、硝酸薬・Ca遮断薬など、必要に応じて**経皮的冠動脈インターベンション(PCI)**などの血行再建術を行う

ポイント 労作時の心筋酸素需要の増加により、一過性の心筋虚血により発作をきたすが、その心筋虚血は可逆的であり、狭心症全体の80～90％を占める。労作とは、運動、精神興奮、排尿、排便、入浴、食事などを指す。カテーテル治療後のステント留置に伴う血栓形成の予防には、アスピリンとクロピドグレルの併用などが行われ、3～12ヶ月間の継続が推奨されている。

安静（冠攣縮性）狭心症

主な症状 夜間～早朝、安静時に前胸部における圧迫感・絞扼感が3～5分程度持続

原因 冠動脈の攣縮

検査・所見 発作時の心電図でST上昇またはST下降

治療 発作時に硝酸薬の舌下投与、予防に硝酸薬・Ca遮断薬

ポイント 安静狭心症は、喫煙者や飲酒習慣のある者に好発する。安静狭心症の中でも、発作時の心電図にてSTの上昇が見られるものを異型狭心症という。

不安定狭心症

主な症状 労作時・安静時にかかわらず前胸部・胸骨後部の疼痛

原因 不安定**プラーク**の破綻により形成された血栓が原因となって起こる急激な冠動脈の狭窄

検査・所見 症状から判断、下顎・頸部・左肩または両肩・左腕への放散痛、胸痛が数分〜15分程度持続

治療 発作時に硝酸薬の舌下投与・アスピリン咀嚼服用、発作予防に硝酸薬・Ca遮断薬・抗血小板薬・抗凝固薬・**経皮的冠動脈インターベンション(PCI)**など

ポイント 心筋梗塞や突然死に至る可能性があるため、早急な対応が重要。発症早期からACE阻害薬、ARB、HMG-CoA還元酵素阻害薬の投与が胸痛発作の予防や長期予後の改善に繋がる。症状が安定しないうちは、運動負荷テストは行わない。

心筋梗塞

主な症状 激しい胸痛、悪心、冷汗

原因 動脈硬化などによる冠動脈血流の減少による心筋の壊死

検査・所見 T波の増高→ST上昇→異常Q波→冠性T波、心筋トロポニンT・ミオグロビン・**H-FABP**・CK・AST・LDHの上昇

治療 急性期は**経皮的冠動脈インターベーション(PCI)**による**再灌流療法**・酸素投与・薬物療法[アルテプラーゼ(発症から6時間以内)、モルヒネ、硝酸薬、アスピリンなど]、慢性期では再発予防のための薬物療法(抗血小板薬など)

ポイント 安静時に冠状動脈の閉塞に伴う胸痛が30分以上継続する。重症度の指標にキリップ分類がある。**心筋梗塞が進行すると、不整脈、心原性ショック、急性心不全などの死亡の高い合併症が起こることがある。**心エコーで動きに異常や菲薄化が見られる

肺血栓塞栓症

主な症状 突然の呼吸困難、頻呼吸、意識障害、徐脈、胸痛

原因 深部静脈血栓症で生じた血栓による肺動脈の閉塞

検査・所見 低酸素血症、X線検査、肺動脈造影、**肺シンチグラフィー**

治療 酸素療法、抗凝固薬・血栓溶解薬、外科的血栓摘出術

ポイント 術後や長時間の不動状態などで下肢に静脈血栓が発生し、その後の労作時に流れた血栓が肺動脈に詰まることで引き起こされる。血流の停滞が下肢での血栓形成の原因となる。そのため、予防として弾性ストッキングの着用や術後の早期離床、間欠的空気圧迫法などが有効となる。長時間の電車や飛行機での移動でも下肢に血栓が形成されることがあり、この場合を特にエコノミークラス症候群という。

本態性高血圧症

主な症状 中等度以上で頭痛・頭重感・肩こり

原因 遺伝子、環境、加齢などの関与が考えられている

検査・所見 診察室血圧で140/90mmHg以上

治療 生活習慣の改善、降圧薬(心疾患や脳卒中の既往歴があるなどの高リスク群には最初から使用)

ポイント 本態性高血圧症は、高血圧患者のうち90%を占めており、原因となる基礎疾患が存在せず、通常自覚症状がない。治療の目的は高血圧の持続による脳・心臓・腎臓・眼底などの臓器障害を防ぐことである。高血圧が続くことで腎機能の低下にもつながるため、腎障害などの合併症を持つ患者に対してはより厳しく血圧をコントロールする必要がある。なかには白衣高血圧や仮面高血圧が存在するため、診察室血圧、家庭血圧の両方の計測が重要となる。

腎血管性高血圧

主な症状 中等度以上で頭痛・頭重感・肩こり

原因 腎動脈の狭窄によるレニン-アンジオテンシン-アルドステロン系(RAA系)の亢進

検査・所見 アルドステロン値の上昇、K値の低下、**CTA・MRA**などで腎動脈狭窄部の確認、聴診で腹部における血管雑音

治療 腎血行再建術、降圧薬

ポイント 腎血管性高血圧は、二次性高血圧症に分類され、通常自覚症状はない。高血圧は、RAA系の亢進に起因する。二次性高血圧症には他に内分泌性高血圧があり、原発性アルドステロン症(P.123参照)・甲状腺機能亢進症(P.117参照)・褐色細胞腫(P.121参照)、クッシング症候群(P.122参照)が原因となっている。

閉塞性動脈硬化症（ASO）

主な症状 冷汗、しびれ、間欠性跛行、安静時疼痛、潰瘍・壊死

原因 高血圧や糖尿病などの生活習慣病による四肢の末梢動脈の粥状(アテローム)動脈硬化

検査・所見 下肢動脈の拍動減弱、**足関節上腕血圧比**≦0.9、MRI

治療 動脈硬化危険因子の改善、間欠性跛行には運動療法・薬物療法(抗血小板薬、血管拡張薬)、血行再建術(**PTA**など)

ポイント 閉塞性動脈硬化症は、50歳以上の男性に好発し、動脈が狭窄するため末梢血流量が低下する。下肢の慢性虚血による間欠性跛行が特徴的であり、進行すると壊死に至る。重症例ではβ受容体遮断薬は四肢血管の収縮を起こすため投与禁忌である。

心原性ショック

主な症状 蒼白、脈触知不能、虚脱、冷汗、呼吸不全

原因 心ポンプ機能の低下による末梢循環不全

検査・所見 心電図、X線検査、超音波検査など

治療 酸素投与、輸液や輸血などによる循環血流量の確保、呼吸の確保、薬物療法(強心薬など)、原因に対する治療

ポイント 心原性ショックの原因として心筋梗塞(P.52参照)が最も多い。重症判定の目安として、肺野の水泡音、四肢冷感、頸静脈怒張、脈が弱くて速いなどが挙げられる。

大動脈弁狭窄症(AS)

主な症状 息切れ、狭心痛、失神発作、めまい、遅脈・小脈

原因 大動脈弁の狭窄による収縮期の左心室から大動脈への駆出障害

検査・所見 心電図、超音波検査

治療 薬物療法(利尿薬など)、外科的治療

ポイント 左心室に血液が停滞することにより左心室肥大が起こり、狭心症に似た症状が出る。代償不全に陥ると狭心痛、失神発作、心不全などを生じ、時に急死することがある。

大動脈弁閉鎖不全症（AR）

主な症状 呼吸困難、狭心痛、大脈・速脈、**クインケ徴候**

原因 大動脈弁の閉鎖不全によって、大動脈から左心室へ血液の逆流が起こる

検査・所見 心電図で左心室肥大、超音波検査

治療 薬物療法（ACE阻害薬、ARBなど）、外科的治療

ポイント 大動脈から左心室に血流が逆流することにより左心室肥大が起こる。一度心不全を生じると回復は困難で予後不良である。

僧帽弁狭窄症（MS）

主な症状 息切れ、労作時呼吸困難、動悸

原因 僧帽弁の狭窄による拡張期における左心房から左心室への血液流入障害

検査・所見 心電図、X線検査、超音波検査

治療 中等度以上で薬物療法（心房細動や心不全などに対して）・外科的治療

ポイント 小児期にリウマチ熱（A群β溶血性連鎖球菌に感染した後に続発する関節痛や皮膚の発疹）に罹患していた場合に、後遺症として40歳以降に発症することが多い。心房細動（P.42参照）をきたし、脳塞栓が多発する。肺高血圧もきたすため、右心不全（P.50参照）も出現することがある。

僧帽弁閉鎖不全症（MR）

主な症状 労作時呼吸困難、動悸、発作性夜間呼吸困難、起坐呼吸

原因 僧帽弁の閉鎖不全によって、収縮期に左室から左房に血液が逆流

検査・所見 心電図、X線検査、超音波検査

治療 薬物療法（ACE阻害薬、ARBなど）、外科的治療

ポイント 僧帽弁逸脱や虚血性心疾患を原因とするものが多い。

P.150

感染性心内膜炎

主な症状 感染症状、心症状、塞栓症状

原因 弁膜や心内膜に疣贅（ゆうぜい。イボの意）の形成

検査・所見 血液培養検査、超音波検査、X線検査

治療 原因菌に対する抗菌薬、全身所見に対する治療、手術療法

ポイント 感染性心内膜炎は、敗血症（P.152参照）、血管塞栓、心障害などを生じる全身性敗血症性疾患であり、様々な症状をきたす。疣贅とは、腔内異常血流などで生じた血管内壁の損傷部に血栓が生成され、そこに菌が付着・増殖したものをいう。感染性心内膜炎の治療は、原則として2～8週間以上の抗菌薬投与が行われる。

3-2 血液系・造血器系の疾患

鉄欠乏性貧血

主な症状 頭痛、めまい、易疲労感、スプーン状爪、舌炎
原因 鉄の欠乏により、赤血球のヘモグロビン合成が低下する
検査・所見 血清鉄・フェリチン・MCV・MCHC低下、UIBC・TIBCの上昇
治療 経口鉄剤、食事療法
ポイント 鉄欠乏性貧血は、貧血の中で最も頻度が高く、若年～中年女性に好発する。鉄の欠乏の原因として、摂取不足、吸収低下、需要増大、排泄増加など様々なものがある。鉄欠乏性貧血の治療では、鉄分の補充や食生活の改善指導が重要となる。肉類(特にレバー)や緑黄色野菜は鉄分が豊富である。ヘモグロビンが回復し、フェリチンが正常化するまで鉄剤を投与(6～12ヶ月程度)することが重要である。

正常時と鉄欠乏性貧血時における鉄代謝

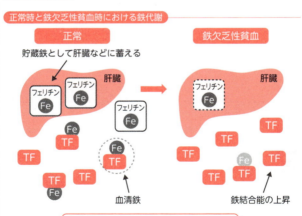

TF：トランスフェリン

悪性貧血（巨赤芽球性貧血）

主な症状 貧血症状、消化器症状（舌炎、舌乳頭萎縮）、白髪、神経障害、黄疸

原因 DNA合成障害に基づく核の成熟障害による**無効造血**

検査・所見 骨髄で巨赤芽球（+）、**MCV上昇**、大赤血球、抗胃壁細胞抗体（+）、抗内因子抗体（+）、ビタミンB₁₂欠乏

治療 ビタミンB₁₂製剤の筋注、鉄剤

ポイント 悪性貧血は、自己免疫が関与する胃粘膜の萎縮による内因子（ビタミンB₁₂の吸収を促す糖蛋白）分泌不全によって起こる、ビタミンB₁₂の欠乏を原因とする疾患である。DNA合成は障害を受けるが、RNAや蛋白合成過程には障害がないため、異形の巨赤芽球が造られてしまう。ビタミンB₁₂欠乏状態に葉酸は投与禁忌である（葉酸の代謝にもビタミンB₁₂が消費され、神経障害の悪化をきたすため）。

巨赤芽球性貧血の分類

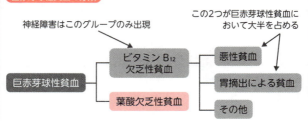

第3章

3-2 血液系・造血器系の疾患

葉酸欠乏性貧血（巨赤芽球性貧血）

主な症状 貧血症状、消化器症状（舌炎、舌乳頭萎縮）、黄疸、精神症状

原因 DNA合成障害に基づく核の成熟障害による**無効造血**

検査・所見 骨髄で巨赤芽球（＋）、**MCV**上昇、大赤血球、葉酸欠乏

治療 葉酸を投与し、体内貯蔵量を正常化する

ポイント 葉酸の欠乏（摂取・吸収・利用障害、需要亢進による）は、特に増殖活発な上皮・粘膜などに変化を及ぼす。通常、萎縮性胃炎や神経症状、白髪などは見られない。

再生不良性貧血

主な症状 **汎血球減少**症（貧血症状、易感染性、出血傾向）

原因 骨髄の造血幹細胞の障害

検査・所見 ヘモグロビン濃度低下、汎血球（赤血球・白血球・血小板）減少、骨髄生検で骨髄低形成、**血清鉄**上昇、**UIBC**低下

治療 **造血幹細胞移植**、免疫抑制療法、アンドロゲン療法、支持療法

ポイント 再生不良性貧血は、先天性（ファンコニ貧血など）と後天性（原因不明の一次性、ウイルス感染・薬剤・放射線などが原因の二次性、特殊型）に分類される。汎血球減少をきたす他の疾患（白血病など）の所見が見られないことが診断のポイントとなる。造血幹細胞移植、免疫抑制療法、アンドロゲン療法では、造血の回復を目標として行う。アンドロゲン療法を女性に行う場合の副作用に男性化（体毛が濃くなる、声が低くなるなど）がある。

腎性貧血

主な症状 易疲労性、動悸、息切れ、めまい

原因 腎機能低下に伴う腎臓での**エリスロポエチン**の産生低下

検査・所見 ヘモグロビン濃度低下、エリスロポエチン濃度正常～低値、**MCV・MCHC**正常

治療 投与基準を満たす場合は、エリスロポエチン製剤の投与

ポイント 腎性貧血は、慢性腎臓病(P.67参照)や透析患者などで見られる疾患。造血因子であるエリスロポエチンの減少によって造血幹細胞から赤芽球への分化が障害され、貧血が生じる。通常、貧血ではヘモグロビン濃度が低下していれば、赤血球を補おうとしてエリスロポエチン濃度は上昇するため、エリスロポエチン濃度は「どの貧血かを見極める」のに重要となる。徐々に貧血が進行するため、自覚症状が乏しいことが多い。

自己免疫性溶血性貧血(AIHA)

主な症状 貧血症状、黄疸、脾腫

原因 赤血球に対する自己抗体が産生され、抗原抗体反応により赤血球が破壊

検査・所見 直接クームス試験(+)、網状赤血球・LDH・間接ビリルビン値の上昇、ハプトグロビンの減少

治療 ステロイド薬(第一選択)、免疫抑制薬、脾摘

ポイント 自己免疫性溶血性貧血は、Ⅱ型アレルギー反応に分類される。黄疸は、間接ビリルビン値の上昇によるものである。LDHは赤血球中に多く存在しており、溶血により漏出される。直接クームス試験は、抗赤血球抗体の存在を確認するための試験である。

血友病

主な症状 関節内・筋肉内出血、関節の腫脹、疼痛、運動制限
原因 第Ⅷ因子の活性低下(血友病A)、第Ⅸ因子の活性低下(血友病B)
検査・所見 APTT延長、PT・血小板数・血小板機能・出血時間正常
治療 凝固因子の補充、血友病Aにデスモプレシンやエミシズマブ(パシフィック抗体)が使用されることもある
ポイント 血友病は男児に好発する先天性疾患である。第Ⅷ・Ⅸ因子遺伝子はX染色体上にあり、血友病はX連鎖劣性遺伝形式(伴性劣性遺伝病)をとる。そのため、ほとんどの患者は男性である。

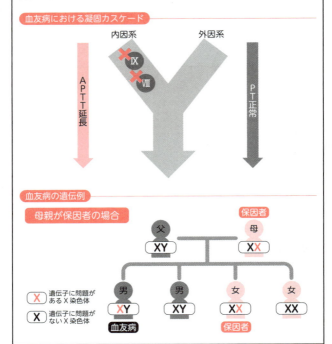

特発性血小板減少性紫斑病（ITP）

主な症状 鼻・歯肉出血、点状出血、血尿

原因 抗血小板抗体による血小板の破壊亢進が原因となって起きる血小板減少(抗血小板抗体ができる理由は不明)

検査・所見 APTT・PT・赤血球・白血球正常、**PAIgG**上昇、骨髄にて巨核球数正常〜上昇、ピロリ菌検査

治療 ピロリ菌除菌(第一選択)、ステロイド薬(ピロリ菌陰性or除菌無効例)、免疫抑制薬、トロンボポエチン受容体作動薬など(ステロイド薬無効時)、脾摘

ポイント Ⅱ型アレルギー反応が関与している。急性型(主に小児)、慢性型(主に成人)に分類される。急性型はウイルスによる先行感染が関与する。原因は不明だが、ピロリ菌陽性のITP患者にピロリ菌の除菌治療を行うと血小板数が増加することが報告されている。

血栓性血小板減少性紫斑病（TTP）

主な症状 出血傾向、溶血性貧血、腎機能障害、精神症状、発熱

原因 **von Willebrand因子(vWF)切断酵素(ADAMTS13)**の活性低下により超高分子vWFが出現し、血小板血栓が多発

検査・所見 血小板数減少、出血時間延長、PT・APTT正常、症状から判断

治療 血液浄化療法(第一選択)、ステロイド薬

ポイント ADAMTS13に対する自己抗体ができることにより、ADAMTS13の活性低下が起こる。チクロピジンなどの抗血小板薬が原因となることもある。血栓による末梢血管の血流障害(アレルギー反応ではない)により、機械的な血小板・赤血球の破壊が起こる。血小板輸血は禁忌(血小板血栓形成を亢進してしまうため)。

播種性血管内凝固症候群（DIC）

主な症状 出血傾向、多臓器不全

原因 基礎疾患や薬剤により血液凝固が亢進し、全身の細小血管内に微小血栓が多発する。これに伴い凝固因子・血小板が消費され、さらに線溶系が亢進する

検査・所見 血小板数・フィブリノゲン減少、APTT・PT延長、FDP・Dダイマー上昇

治療 原因疾患の治療、薬物療法(ヘパリン、アンチトロンビン製剤、ガベキサート、ナファモスタットなど)

ポイント 播種性血管内凝固症候群の原因となる基礎疾患は悪性腫瘍、急性白血病、敗血症(P.152参照)などが多く、また薬剤ではアシクロビル、ドセタキセル、パクリタキセル、インドメタシンなどが原因となることが多い。

好中球（顆粒球）減少症

主な症状 易感染性による日和見感染

原因 薬剤、白血病、放射線、ウイルス感染、自己免疫疾患など

検査・所見 末梢血の好中球の低下(1500/μL以下)

治療 原因の除去、G-CSF製剤の投与、感染対策

ポイント 様々な疾患により好中球の産生低下、無効造血、破壊亢進などが引き起こされて好中球減少症が発症する。薬剤が原因となることが多い。好中球の減少が著しいものを無顆粒球症(好中球が500/μL以下)という。顆粒球とは、好中球、好酸球、好塩基球に分類され、好中球が顆粒球の中でほとんどの割合を占めている。

3-3 泌尿器系・生殖器系の疾患

腎前性急性腎不全
［急性腎不全（AKI）］

主な症状 乏尿、浮腫、肺水腫、悪心、尿量減少、尿毒症状

原因 腎血流量の低下による糸球体濾過量の低下

検査・所見 Cr・BUN・K・尿浸透圧上昇、HCO_3^-・eGFR・尿中Na濃度低下

治療 原因疾患の治療、補液・輸液、**血液浄化療法**

ポイント 出血、脱水、熱傷、心疾患などにより循環血液量・心拍出量の低下が起こり、腎血流量が低下する。腎血流量が低下すると、体液量の保持のために尿細管でのナトリウムの再吸収が亢進し、尿中ナトリウムは低下する。また、尿量の減少や尿の濃縮により、尿比重や尿浸透圧の上昇をきたす。**トリプルワーミー**における急性腎不全の発症に注意する。

急性腎不全の分類

下大動脈

【腎前性急性腎不全】
腎血流量の低下により起こる

腎臓

尿管

【腎性急性腎不全】
腎実質に障害が生じることにより起こる

【腎後性急性腎不全】
尿路（尿道・尿管）の通過障害により起こる

膀胱

尿道

第3章

3-3 泌尿器系・生殖器系の疾患

腎性急性腎不全
［急性腎不全（AKI）］

主な症状 乏尿、浮腫、肺水腫、悪心、尿毒症状

原因 腎実質（血管、糸球体、尿細管間質）の障害

検査・所見 Cr・BUN・K・尿中Na濃度・尿中クレアチニン/血中クレアチニン比上昇、HCO_3^-・eGFR・尿浸透圧低下

治療 原因疾患の治療、水・電解質・酸塩基平衡の管理、**血液浄化療法**

ポイント 急性尿細管壊死、糸球体疾患、間質性疾患、血管病変などが原因疾患となる。長期にわたる腎前性からの移行や、造影剤や薬剤の使用によっても起きることがあり、その場合は非乏尿性の尿細管壊死が起こる可能性もある。**トリプルワーミー** における急性腎不全の発症に注意する。

腎後性急性腎不全
［急性腎不全（AKI）］

主な症状 乏尿、浮腫、肺水腫、悪心、尿毒症状

原因 尿路の通過障害による尿のうっ滞

検査・所見 Cr・BUN・K・尿中Na濃度上昇、HCO_3^-・eGFR・尿浸透圧低下、超音波検査で**水腎症**

治療 原因疾患の治療、尿管カテーテルの挿入など

ポイント 尿管結石、前立腺肥大症、前立腺がん、子宮頸がんなどが腎後性急性腎不全の原因疾患となる。うっ滞が持続すると腎性急性腎不全に移行するため、早期の尿路確保が重要となる。**トリプルワーミー** における急性腎不全の発症に注意する。

慢性腎臓病（CKD）

主な症状 高血圧、浮腫、貧血、心不全徴候、尿毒症状
原因 何らかの原因（糖尿病が最多）により慢性的に腎機能が低下
検査・所見 蛋白尿（＋）、血圧・Cr・BUN・K・P・尿酸値の上昇、HCO_3^-・GFRの低下
治療 原因疾患の治療、生活習慣の改善、降圧療法、対症療法
ポイント 慢性腎臓病は、不可逆的な腎障害であり、腎炎など腎臓自体の障害や、糖尿病や高血圧などの生活習慣病が原因となる。腎障害を示す所見が3ヶ月以上持続した際に慢性腎臓病と診断する。重症度に応じた治療が行われる。末期腎不全（ESKD）への進展や心血管病（CVD）発症の抑制が重要。

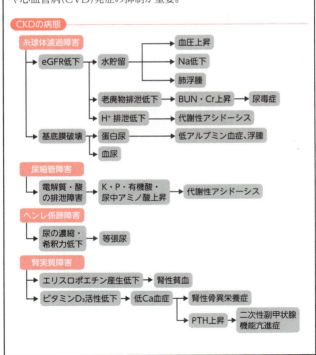

ネフローゼ症候群

主な症状 蛋白尿、低アルブミン血症、浮腫、高コレステロール血症

原因 糸球体濾過障害

検査・所見 蛋白尿が3.5g/日以上持続及びアルブミン値3.0g/dL以下を診断の必須条件とし、症状から診断

治療 食事療法(塩分制限や低蛋白食など)、薬物治療(ステロイド薬、免疫抑制薬、抗凝固薬)

ポイント ネフローゼ症候群では、低アルブミン血症により肝でアルブミンとコレステロールの合成が亢進すると高コレステロール血症が起こる。また、膠質浸透圧低下で浮腫も生じる。小児に多い微小変化型はステロイド薬が著効するが、ステロイド抵抗性には免疫抑制薬を使用する。血液凝固能亢進に対し、ワルファリンやジピリダモールが用いられ、ジピリダモールは蛋白尿の改善効果もある。

過活動膀胱(OAB)

主な症状 尿意切迫感、頻尿、切迫性尿失禁

原因 神経因性(脳血管障害、パーキンソン病など)、非神経因性(下部尿路閉塞、加齢など)

検査・所見 症状や**過活動膀胱症状スコア**により診断

治療 薬物療法(抗コリン薬、β_3受容体刺激薬など)、膀胱訓練、生活指導、理学療法

ポイント 過活動膀胱は、高齢者・中枢神経疾患を持つ患者に好発し、尿意切迫感から頻尿や切迫性尿失禁を起こしてしまう疾患である。本疾患の原因は、非神経因性が大半を占める。

低活動膀胱

主な症状 排尿症状(排尿困難、尿勢低下)、残尿感

原因 排尿筋の活動低下による排泄障害

検査・所見 **尿流動態検査**による排尿筋活動低下の証明

治療 生活習慣改善、行動療法、薬物療法(コリンエステラーゼ阻害薬、直接コリン作動薬など)

ポイント 低活動膀胱は、過活動膀胱と違い明確な診断基準が存在せず、詳しい病態生理も判明していない。

急性糸球体腎炎(溶連菌感染後)

主な症状 血尿、蛋白尿、浮腫、高血圧、高カリウム血症

原因 A群β溶血性連鎖球菌の先行感染

検査・所見 血清補体(CH_{50}、C_3)価低下、**ASO・ASK**上昇、血清クレアチニン・BUN上昇、糸球体濾過値の低下

治療 食事療法(低蛋白、高カロリー、低食塩、水分制限など)、薬物療法(アモキシシリン、ループ利尿薬、降圧薬など)

ポイント 急性糸球体腎炎は小児に好発するが、予後は良好である。A群β溶血性連鎖球菌の上気道感染を先行感染とすることが多く、2週間程度の潜伏期間後に腎障害を呈する。この腎障害は、Ⅲ型アレルギー反応により引き起こされる。

IgA腎症

主な症状 血尿、蛋白尿、高血圧

原因 IgAに関連した免疫複合体の糸球体内沈着と考えられている

検査・所見 メサンギウム領域にIgA沈着、IgA上昇、血清補体価正常

治療 食事療法、血圧コントロール（ACE阻害薬など）、ステロイド薬、免疫抑制薬

ポイント IgA腎症は、慢性糸球体腎炎の中で発症率が最も高いメサンギウム細胞増殖性の腎炎である。**大部分では長期にわたり無症状なことが多く、健康診断などで偶然発見されることが多い。**長期的には腎不全の原因となることがある。蛋白尿は現れたとしても軽度でとどまることが多く、ネフローゼ症候群（P.68参照）をきたすことはまれである。

糖尿病性腎症

主な症状 微量アルブミン尿、持続性蛋白尿

原因 糖尿病の持続による腎血管障害

検査・所見 症状から判断

治療 血糖値・血圧のコントロール

ポイント 糖尿病性腎症は、糖尿病（P.106、P.107参照）の三大合併症の1つであり、**透析導入の原因の第1位である。**糖尿病による糸球体の障害により、糸球体の基底膜が厚くなり、そこから微量のアルブミンが漏れ出すことで微量アルブミン尿となる。病期の進行に伴い、微量アルブミン尿→持続性蛋白尿→慢性腎不全といった病態をたどる。糖尿病により、高血糖の状態が続くと、糸球体の毛細血管が傷害される。そのため糖尿病の治療をすることで、腎機能の改善が期待できる。

薬剤性腎症

主な症状 血尿、蛋白尿、糸球体濾過量低下、浮腫、高血圧

原因 NSAIDs、抗菌薬、抗悪性腫瘍薬、造影剤などの薬剤

検査・所見 腎機能検査、腎生検

治療 原因薬剤の中止、補液や血液透析などの対症療法

ポイント 薬剤性腎症は、糸球体障害、尿細管障害、腎間質障害、腎血管障害などを引き起こすため、病態は多岐にわたる。

腎盂腎炎（上部尿路感染症）

主な症状 発熱、悪心、腰背部痛

原因 腎実質・腎盂・腎杯系における細菌感染

検査・所見 膿尿（＋）、細菌尿（＋）、画像診断で腎が正常大から萎縮

治療 経口ニューキノロン系薬または経口セフェム系薬を7～14日間投与することが多い

ポイント 腎盂腎炎は、尿路通過障害者や妊婦などに好発する上部尿路感染症であり、原因菌は大腸菌が最も多い。感染経路は上行性感染で、膀胱炎（P.72参照）に続いて起こるものが多い。慢性腎盂腎炎では、腎機能障害が徐々に進行することで、慢性腎不全へ移行することがある。ニューキノロン系薬は妊婦に禁忌であるため、妊婦や妊娠の可能性のある女性にはセフェム系薬を使用する。

膀胱炎（下部尿路感染症）

主な症状 頻尿、排尿時痛、残尿感、尿混濁

原因 膀胱・尿道における細菌感染（大腸菌が最多）

検査・所見 膿尿（＋）、細菌尿（＋）、血尿（＋）

治療 経口ニューキノロン系薬または経口セフェム系薬を3～7日間投与することが多い

ポイント 尿路感染症は、単純性（基礎疾患なし）と複雑性（基礎疾患あり）に分けられる。急性単純性膀胱炎は女性に好発し、慢性複雑性膀胱炎は高齢者に好発する。女性の尿道口は男性に比べて肛門に近いため、尿路感染が起きやすい。腎盂腎炎とは異なり、発熱（全身症状）は見られない。感染経路は上行性感染で、尿道炎に続いて起こるものが多い。ニューキノロン系薬は妊婦に禁忌であるため、妊婦や妊娠の可能性のある女性にはセフェム系薬を使用する。

P.145

尿道炎（下部尿路感染症）

主な症状 排尿痛、膿性・漿液性・粘液性分泌物

原因 淋菌やクラミジアなどの性感染

検査・所見 尿検査、尿培養検査

治療 淋菌性はβ-ラクタム系抗菌薬、非淋菌性はテトラサイクリン系・マクロライド系抗菌薬

ポイント 尿道炎の原因の多くが性感染症（STD）であり、淋菌による淋菌性尿道炎と、それ以外の非淋菌性尿道炎（大部分はクラミジア性）に分類される。若年男性に好発する。精巣上体炎を合併することもあり、男性不妊の原因にもなる。

腎結石（上部尿路結石）

主な症状 無症状の場合が多い（症状が出る場合は疼痛、血尿など）

原因 尿成分の一部が腎臓において析出・結晶化

検査・所見 X線検査、超音波検査

治療 自然排石促進、結石溶解法、手術療法

ポイント 上部尿路結石に分類され、尿管結石についで発症率が高い。上部尿路結石では、シュウ酸カルシウム結石が大部分を占める。男性ホルモン（テストステロン）によってシュウ酸の合成が促進されるため、尿路結石は男性に好発する。結石ができる原因については、基礎疾患、生活習慣、薬剤など様々な可能性がある。

主な結石成分と特徴

結石の成分	好発部位	析出しやすい尿の状態	治療薬
シュウ酸カルシウム	上部尿路	酸性	クエン酸製剤、尿酸生成抑制薬、チアジド系利尿薬、酸化Mg
リン酸カルシウム	上部尿路	アルカリ性	クエン酸製剤、チアジド系利尿薬
リン酸マグネシウムアンモニウム	下部尿路（女性に多い）	アルカリ性	抗菌薬（尿路感染症に対して）
尿酸	上部・下部尿路	酸性	クエン酸製剤、尿酸合成阻害薬
シスチン	上部・下部尿路	酸性	クエン酸製剤、キレート剤

尿管結石（上部尿路結石）

主な症状 激しい疼痛、血尿、悪心・嘔吐

原因 腎臓において生成された結石が尿管に下降

検査・所見 X線検査、超音波検査

治療 疼痛対策、自然排石促進、結石溶解法、手術療法

ポイント 尿管結石は男性に好発し、上部尿路結石に分類され、その中で最も発症率が高い。腎結石(P.73参照)と合わせて上部尿路結石が尿路結石全体の約95％を占める。水尿管症、水腎症などを引き起こし、腎機能が低下する可能性もある。

膀胱結石（下部尿路結石）

主な症状 頻尿、排尿痛、排尿困難、残尿感

原因 腎臓において生成された結石が膀胱に下降、もしくは膀胱における結石の生成

検査・所見 X線検査、超音波検査

治療 疼痛対策、自然排石促進、結石溶解法、手術療法

ポイント 膀胱結石は男性に好発し、下部尿路結石に分類される。

尿道結石（下部尿路結石）

主な症状 疼痛、排尿困難、血尿、感染時に排膿

原因 腎臓または膀胱において生成された結石が尿道まで下降

検査・所見 X線検査、超音波検査

治療 疼痛対策、自然排石促進、結石溶解法、手術療法

ポイント 尿道結石は男性に好発し、下部尿路結石に分類される。

前立腺肥大症（BPH）

主な症状 排尿困難、残尿感、夜間頻尿、尿閉・尿失禁

原因 加齢に伴う前立腺内腺の腺腫様過形成

検査・所見 直腸診にて表面平滑・腫大し弾性硬のある前立腺、超音波検査、PSA・PAP軽度上昇

治療 薬物療法（α_1受容体遮断薬、5α還元酵素阻害薬など）、重症例で手術療法

ポイント 前立腺肥大症は、50歳以上の男性に好発し、下部尿路閉塞が見られる。二次的に過活動膀胱（P.68参照）、低活動膀胱（P.69参照）、**水腎症**、腎機能障害などを合併することもある。直腸診やPSA・PAP（上昇率：前立腺肥大症＜前立腺がん）により、前立腺がん（P.188参照）との鑑別を行う。抗コリン薬は、前立腺肥大症による排尿困難などを悪化させる可能性があるため投与禁忌である。

女性更年期障害

主な症状 ホットフラッシュ、動悸、イライラ、憂うつ感、腰痛、肩こり

原因 卵巣機能低下に伴うエストロゲン減少

検査・所見 症状から判断、LH・FSH上昇、他疾患の可能性除外

治療 ホルモン補充療法、薬物療法(抗うつ薬、抗不安薬)、心理・精神療法

ポイント 女性更年期障害は、更年期の女性に好発する。更年期とは閉経前後10年を指し、期間が過ぎることで症状は見られなくなることが多い。社会・環境・心理的因子も複雑に絡むことで多彩な症状が出現する。

男性更年期障害
(加齢性腺機能低下症/LOH症候群)

主な症状 ホットフラッシュ、動悸、イライラ、憂うつ感、腰痛、肩こり、勃起不全、性欲低下

原因 加齢に伴うテストステロンの減少

検査・所見 症状から判断、テストステロン値低下

治療 アンドロゲン補充療法(症状があり、テストステロン値が著しく低下の場合)

ポイント 男性において、テストステロンの分泌量のピークは20歳代と言われており、その後は年齢に伴い減少し続ける。そのため、40歳以降のどの年代でも発症する可能性がある。また、発症には生活習慣の関与も大きく、テストステロン値と必ず相関があるわけではない。男性ホルモンの総称をアンドロゲンといい、中でも精巣から分泌される代表的なものがテストステロンである。

子宮内膜症

主な症状 月経痛、不妊、性交痛、排便痛、骨盤痛

原因 子宮内膜組織が子宮外（ダグラス窩、卵管、卵巣、子宮漿膜など）で増殖

検査・所見 腟・直腸診で子宮後屈・子宮可動性の制限、エコー・MRIで卵巣腫大（**卵巣チョコレート嚢胞**）、CA125上昇

治療 薬物療法（低用量ピル、LH-RH刺激薬、黄体ホルモン製剤など）、手術療法

ポイント 子宮内膜組織は、子宮外においてもエストロゲンに依存して増殖するため、20～40歳代の女性に好発する。詳しい発症機序については解明されていない。

子宮筋腫

主な症状 性器不正出血、鉄欠乏性貧血、月経困難症、不妊

原因 良性腫瘍が子宮平滑筋に発生

検査・所見 内診、超音波検査・MRIで充実性腫瘤

治療 良性・無症状は経過観察、LH-RH刺激薬、手術療法

ポイント 子宮筋腫は30～40歳代の女性に好発し、生殖年齢女性の約20～30％に発症すると言われている。発生部位により、漿膜下筋腫、粘膜下筋腫、筋層内筋腫に分類される。エストロゲンに依存して子宮筋腫が発生・増大し、閉経後のエストロゲンの減少と共に腫瘍が縮小していく。

流産

主な症状 少量の性器出血、腹部緊満感、腹痛

原因 早期流産は胎児側に原因（染色体異常など）が多く、後期流産は母体側に原因（子宮奇形、頸管無力症など）が多い

検査・所見 症状から判断、超音波検査

治療 安静療法、子宮収縮抑制薬、子宮内除去術など

ポイント 流産とは妊娠22週未満で妊娠が終了することをいい、妊娠12週未満を早期流産、12週以降を後期流産という。**自然流産は全体の約15％に発生すると**言われている。流産または死産を繰り返すものを不育症という。

早産（切迫早産を含む）

主な症状 子宮収縮、下腹部痛、性器出血、破水、子宮口の開大

原因 子宮内感染（絨毛膜羊膜炎）、子宮頸管無力症、喫煙など

検査・所見 早産マーカー（顆粒球エラスターゼ活性・がん胎児性フィブロネクチン）上昇

治療 安静療法、薬物療法（子宮収縮抑制薬、抗菌薬）

ポイント 早産とは、妊娠22週以上37週未満の分娩のことをいい、切迫早産とは、早産の危険性が高いと考えられる状態のことをいう。切迫早産が起こる原因として、子宮感染が最も多い。早産により、発育・成熟が不十分な胎児が出産されてしまうことが問題となる。

妊娠高血圧症候群（妊娠中毒症）

主な症状 高血圧、蛋白尿、浮腫

原因 原因は不明

検査・所見 妊娠20週以降、分娩12週までに高血圧または高血圧に蛋白尿を伴う場合で、これらの症候が偶発的な合併ではない

治療 安静・食事療法、薬物療法（降圧薬、鎮痙鎮静薬、抗凝固薬）、妊娠の中断

ポイント 高血圧のみが発症したものを妊娠高血圧といい、高血圧に蛋白尿を伴ったものを妊娠高血圧腎症という。妊娠高血圧と妊娠高血圧腎症を合わせたものを妊娠高血圧症候群という。<u>**妊娠高血圧症候群により、母体の血管障害や様々な臓器障害が発生することもある。**</u>

異常分娩

主な症状 分娩機転の異常、弛緩出血、羊水塞栓症、癒着胎盤

原因 娩出力・娩出物・産道のいずれかに異常

検査・所見 身体検査、X線検査、超音波検査

治療 子宮収縮薬を用いた分娩誘発・陣痛促進

ポイント 正常分娩は、娩出力・娩出物・産道が協調して進行する。子宮頸管熟化不良の場合、分娩誘発が失敗しやすい。

不妊症

主な症状 不妊

原因 女性側(排卵・卵管・子宮・頸管因子)か男性側(男性因子)に異常

検査・所見 **スクリーニング**検査

治療 タイミング指導、卵巣刺激、人工授精、体外受精

ポイント 不妊とは、妊娠を望む健康な男女が避妊をしないで性交をしているにもかかわらず、一定期間(一般に1年程度)妊娠しないことをいう。免疫因子・子宮内膜症(P.77参照)・黄体機能不全(黄体ホルモンの分泌が不十分な状態)なども原因となることがある。

男性性機能不全

主な症状 勃起不全、持続勃起症、射精障害、性欲低下

原因 心理的・精神的問題、器質性(血管、神経、内分泌など)の問題

検査・所見 内分泌検査、勃起機能検査

治療 勃起不全に対してPDE-5阻害薬

ポイント 男性性機能不全とは、性欲・勃起・性交・射精・極致感のうち1つ以上欠けるか、もしくは不十分なものをいう。男性不妊の原因となる。

第4章

呼吸器系・消化器系の疾患

- 4-1 呼吸器系の疾患
- 4-2 消化器系の疾患

気管支喘息

主な症状 発作性の咳・喘鳴・呼吸困難が反復して起こる

原因 慢性気道炎症→気道過敏症の亢進→可逆性の気道閉塞

検査・所見 発作時の**1秒量・1秒率・ピークフロー値**低下、血液中・喀痰中の好酸球増加、アトピー型にてIgE値上昇

治療 発作時は短時間作用型β_2受容体刺激薬・ステロイド薬(内服または点滴)・アミノフィリン(点滴)など、非発作時(長期管理)は吸入ステロイド薬・長時間作用型β_2受容体刺激薬・抗アレルギー薬(H_1受容体遮断薬、ロイコトリエン受容体遮断薬)・テオフィリン徐放製剤など

ポイント 気管支喘息は、アトピー型(Ⅰ型アレルギーが関与し、小児期に多い)と非アトピー型(喫煙と肥満などが関与し、成人に多い)に分類されるが、現れる症状は同じである。アトピー型はダニやハウスダストをアレルゲンとすることが多い。**閉塞性換気障害**に分類され、夜間から早朝にかけて発作が起きやすい。発作時は、仰臥位(横になっている状態)よりも起坐位(上半身を起こしている状態)のほうが呼吸が楽になる。気管支喘息の治療薬は、発作治療薬(リリーバー)と長期管理薬(コントローラー)に分けられる。

フローボリューム曲線の変動

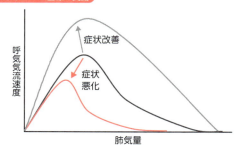

慢性閉塞性肺疾患（COPD）

主な症状 慢性の労作性呼吸困難・咳・痰、重症例で**チアノーゼ**、呼吸性アシドーシス(高炭酸ガス血症)

原因 タバコ煙などの有害物質を長期にわたって吸入→不可逆性の気流制限

検査・所見 **1秒率<70%**(確定診断)、**ピークフロー値・SaO_2低下**、**$PaCO_2$上昇**、胸部X線にて肺野の透過性亢進・横隔膜平坦化、連続性ラ音(いびき音や笛声音)

治療 禁煙、呼吸リハビリテーション、酸素療法、薬物療法(長時間作用型抗コリン薬、長時間作用型β_2受容体刺激薬、吸入ステロイド薬など)、**在宅酸素療法(HOT)**

ポイント COPDは、喫煙歴のある男性に好発する、進行性の**閉塞性換気障害**である。慢性気管支炎と肺気腫を総称してCOPDという。COPDにおける気流制限は、末梢気道病変と気腫性病変が複合的に作用することにより起こる。COPDの治療薬は、発作治療薬(リリーバー)と長期管理薬(コントローラー)に分けられる。インフルエンザや肺炎球菌ワクチンの接種も症状増悪予防に有効である。

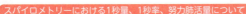

スパイロメトリーにおける1秒量、1秒率、努力肺活量について

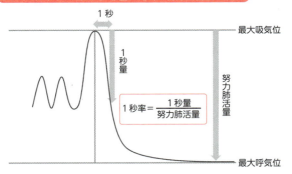

間質性肺炎

主な症状 乾性咳嗽、労作性呼吸困難、**ばち指**

原因 肺上皮細胞の傷害による肺間質の炎症と線維化

検査・所見 CRP・白血球・**KL-6**上昇、**赤沈亢進**、％肺活量＜80%、肺拡散能＜80%、胸部X線ですりガラス陰影・網状影

治療 対症療法が基本。特発性間質性肺炎ではステロイド薬・免疫抑制薬・抗線維化薬など、薬剤性間質性肺炎では原因となる薬剤の除去・ステロイド薬の投与など

ポイント 間質性肺炎は、**拘束性換気障害**に分類される。原因が特定されていないものを特発性間質性肺炎といい、その中で特発性肺線維症が最も症例数が多く、予後が不良である。薬剤（アミオダロン、メトトレキサートなど）、関節リウマチ、放射線、感染症、職業・環境曝露、膠原病が原因となる二次性間質性肺炎も存在する。

P.160

かぜ症候群

主な症状 鼻汁、鼻閉、咽頭痛、咳、痰、発熱、倦怠感、頭痛

原因 様々なウイルスや細菌の感染による上気道粘膜の急性炎症

検査・所見 臨床症状や時期・流行などを加味して総合的に診断

治療 保存療法（自然治癒する場合が多い）、対症療法

ポイント かぜ症候群の80～90%がウイルス感染によるもので（ライノウイルスが最多、次いで従来型コロナウイルス）、その他、マイコプラズマ、一般細菌、肺炎クラミジアなども原因となる。上気道（鼻腔、咽頭、喉頭）の炎症が、下気道にまで波及して急性気管支炎などを発症することもある。主な感染経路は飛沫や接触によるものであるため、手洗い、うがいやマスクが感染予防において重要である。

P.160

急性気管支炎

主な症状 咳、痰、発熱、倦怠感

原因 様々なウイルスや細菌の感染による下気道粘膜の急性炎症

検査・所見 臨床症状や時期・流行などを加味して総合的に診断

治療 保存療法（自然治癒する場合が多い）、対症療法

ポイント 急性気管支炎は、かぜ症候群と同時に、あるいは引き続いて見られることが多い。下気道とは、気管、気管支、肺のことをいう。

細菌性肺炎

主な症状 咳、膿性痰、呼吸困難、胸痛、発熱

原因 肺炎球菌・インフルエンザ菌などによる飛沫・接触感染

検査・所見 X線検査、原因菌の特定、白血球増加、CRP上昇、**赤沈**亢進

治療 原因菌に合わせた抗菌薬、対症療法、補助療法、呼吸管理

ポイント 市中肺炎では肺炎球菌（最多）やインフルエンザ菌が原因になることが多く、院内肺炎では緑膿菌やメチシリン耐性黄色ブドウ球菌（MRSA）が原因となることが多い。一般細菌以外の病原体（マイコプラズマ、クラミジア、リケッチア、ウイルスなど）感染による肺炎を**非定型肺炎**という。近年では、肺炎球菌ワクチンの普及が進んでいる。

第4章

4-1 呼吸器系の疾患

レジオネラ肺炎

主な症状 倦怠感、頭痛、発熱、乾性咳嗽、痰

原因 レジオネラ菌による飛沫核感染（空気感染）・飛沫感染

検査・所見 抗原・抗体検査、**LAMP法**

治療 抗菌薬（ニューキノロン系、マクロライド系）

ポイント レジオネラ肺炎は、**非定型肺炎**に分類される。人工的な水循環設備（温泉・冷却塔、給湯設備、貯水槽など）で菌が増殖し、その菌を含んだ水やエアロゾルの吸入により集団感染を起こす。レジオネラ菌は通性細胞内寄生菌であるため、β-ラクタム・アミノグリコシド系の抗菌薬は無効である（これらの抗菌薬は、ヒト細胞内へ移行しないため、細胞内に寄生したレジオネラ菌に届かない）。

P.143

マイコプラズマ肺炎

主な症状 発熱、乾性咳嗽、胸痛

原因 肺炎マイコプラズマによる飛沫感染

検査・所見 X線検査、PCR法、**LAMP法**、CRP上昇、**赤沈亢進**

治療 抗菌薬（マクロライド系、ニューキノロン系、テトラサイクリン系）

ポイント マイコプラズマ肺炎は、若年層に好発する**非定型肺炎**であり、潜伏期間は通常2～3週間。原因菌であるマイコプラズマには細胞壁が存在しないため、細胞壁合成を阻害するβ-ラクタム系抗菌薬は無効である。治療はマクロライド系抗菌薬が第一選択だが、マクロライド耐性時にはニューキノロン系やテトラサイクリン系抗菌薬を使用する。予後は良好だが、中耳炎、髄膜炎（P.26参照）、胸膜炎（P.88参照）などの合併症をきたすことがある。

インフルエンザウイルス感染症

主な症状 発熱(38℃以上)、倦怠感、頭痛、筋肉・関節痛

原因 インフルエンザウイルスの上気道からの感染

検査・所見 抗原迅速診断(イムノクロマト法、酵素免疫測定法)

治療 抗インフルエンザ薬(ノイラミニダーゼ阻害薬、キャップ依存性エンドヌクレアーゼ阻害薬など)

ポイント インフルエンザウイルスは、A型、B型、C型に分類されるが、主にA型とB型が臨床上では問題となる。インフルエンザ脳症(小児に多い)や肺炎(高齢者に多い)などの合併症を起こすことがある。インフルエンザ脳症(ライ症候群)のリスクを避けるために、解熱鎮痛薬としてアスピリンなどのNSAIDsは使用せず、アセトアミノフェンを使用する。インフルエンザウイルスに対するワクチンは、発病予防よりも重症化・死亡を防止する効果が期待される。

新型コロナウイルス感染症
(COVID-19)

主な症状 無症状、発熱、咳、倦怠感、味覚・嗅覚障害、咽頭痛

原因 新型コロナウイルスによる感染(飛沫感染、接触感染)

検査・所見 PCR法、抗原検査

治療 抗炎症薬、中和抗体薬、抗ウイルス薬(モルヌピラビル、エンシトレルビル、ニルマトレルビル、抗体カクテルなど)、酸素療法

ポイント 新型コロナウイルス感染症は、特に基礎疾患を持つ患者や高齢者で重症化しやすく、予後が悪い(小児、若年層での重症化の例もある)。肺炎を合併することもある。感染予防のため、手洗い、うがい、マスクの着用などが重要となる。ワクチン接種は感染予防だけではなく、重症化を防ぐ手段としても重要となる。重症化リスクの高いデルタ株、感染性の高いオミクロン株など様々な変異株が見られる。

P.145

肺結核

主な症状 2週間以上持続する咳、痰、血痰、発熱

原因 結核菌による飛沫核感染(空気感染)、飛沫感染

検査・所見 X線検査、喀痰塗抹検査、PCR法、**ツベルクリン反応、IFN-γ遊離試験**

治療 抗結核薬の多剤併用療法(初期治療では必ず3剤以上)

ポイント 肺結核は、血行性に全身に感染する。肺結核に伴う症状は肺がんや肺真菌症などでも見られるため、症状のみでの鑑別は難しい。肺結核の治療では、結核菌耐性菌の出現を防ぐために(結核菌に使用できる薬が限られているため)、多剤併用療法が用いられている。患者の薬の飲み忘れ・間違いなどによる不適切な治療による耐性菌の出現を防ぐために、WHOはDOTS(医療従事者の目の前で服薬させる)を推奨している。

P.150

胸膜炎

主な症状 胸痛、呼吸困難、咳、発熱

原因 胸水を伴う悪性腫瘍や感染による胸膜の炎症

検査・所見 胸水検査による原因特定

治療 原因疾患の治療、胸腔ドレナージ、ステロイド薬

ポイント 胸膜炎は、発症の原因により、がん性胸膜炎、結核性胸膜炎、細菌性胸膜炎、膠原病性胸膜炎などに分類されるが、がん性と結核性の割合が多い。

4-2 消化器系の疾患

胃食道逆流症(GERD)

主な症状 胸焼け、呑酸、胸痛、咳、喘鳴、咽喉頭違和感
原因 下部食道括約筋機能の低下、腹圧上昇、蠕動運動低下、胃酸分泌過多
検査・所見 内視鏡検査、**24時間食道pHモニタリング**
治療 生活・食事指導、薬物療法(PPI、H_2受容体遮断薬など)、手術療法
ポイント 胃食道逆流症は、早食い、大食い、高脂肪食、アルコール、喫煙、加齢なども原因となる。また、肥満や妊婦といった腹圧がかかりやすい人にも見られる。内視鏡検査において、びらんや潰瘍などの粘膜傷害を認めるものを逆流性食道炎(男性、高齢者に多い)といい、粘膜傷害が認められないものを非びらん性胃食道逆流症(NERD:女性、若年層に多い)という。PPIを使用し症状の改善が見られたらGERDと診断することもある(診断的治療)。

胃食道逆流症の発症機序

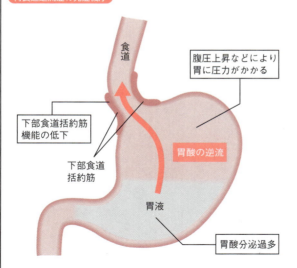

消化性潰瘍（胃潰瘍）

主な症状 食後の**心窩部**痛、悪心・嘔吐、胸焼け、**吐血**（コーヒー残渣様）、**下血**（タール便）、**貧血**

原因 防御因子の減弱、ピロリ菌、NSAIDs

検査・所見 X線検査、内視鏡検査、ピロリ菌検査

治療 ピロリ菌除菌、NSAIDs中止、薬物療法（PPI、H_2受容体遮断薬、防御因子増強薬など）

ポイント 胃潰瘍は中高年層に好発し、男女差はない。好発部位は小弯側胃角部である。合併症を伴う場合は、吐血が主体で、穿通すると急性膵炎を続発することもある。食塊による物理的な刺激により、食後に心窩部痛が現れる。胃潰瘍は、ピロリ菌による萎縮性胃炎を伴っていることが多く、胃がん発生のリスクも高いため、定期的な検査が重要となる。

消化性潰瘍における防御因子と攻撃因子のバランス

正常　　　潰瘍

防御因子
・粘液
・粘膜血流
・重炭酸イオン
・プロスタグランジン

攻撃因子
・胃酸
・ペプシン
・ストレス
・NSAIDs
・ピロリ菌

消化性潰瘍(十二指腸潰瘍)

主な症状 夜間・空腹時の心窩部痛、悪心・嘔吐、胸焼け、吐血(コーヒー残渣様)、下血(タール便)、貧血
原因 攻撃因子の増強、ピロリ菌、NSAIDs
検査・所見 X線検査、内視鏡検査、ピロリ菌検査
治療 ピロリ菌除菌、NSAIDs中止、薬物療法(PPI、H_2受容体遮断薬、防御因子増強薬など)
ポイント 十二指腸潰瘍は、若年層の男性に好発する。好発部位は十二指腸球部で、夜間・空腹時に痛みが出て、食事の摂取により改善することが多い(飲食により胃酸が薄められるため)。合併症を伴う場合は、下血が主体で、幽門部狭窄をきたすこともある。

胃の構造

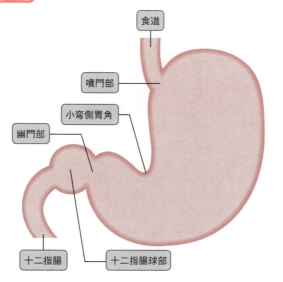

クローン病（CD）

主な症状 腹痛（特に右下腹部）、下痢、発熱、体重減少

原因 遺伝子・環境・免疫機構の関与が考えられている

検査・所見 CRP上昇、**赤沈**亢進、内視鏡・消化管造影で非連続性・区域性の縦走潰瘍・敷石像など、口腔検査

治療 根本治療はなく、栄養療法（経腸栄養、完全静脈栄養）や薬物療法（ステロイド薬、免疫抑制薬、抗TNF-α抗体製剤など）による**寛解**導入・寛解維持

ポイント クローン病は、若年層の男性に好発し、深い潰瘍（腸壁筋層まで及ぶ）や線維化を伴う原因不明の肉芽腫性炎症性病変である。口腔から肛門までの消化管のどの部位にも非連続性の病巣を形成するが、回盲部に好発する。肛門病変、貧血、アフタ性口内炎、関節炎、消化管狭窄・瘻孔などの合併症をきたすことがある。

潰瘍性大腸炎（UC）

主な症状 粘血便、下痢、腹痛、体重減少、発熱

原因 遺伝子・環境・免疫機構の関与が考えられている

検査・所見 CRP上昇、**赤沈**亢進、直腸からの連続性・びらん性の潰瘍、**偽ポリポーシス**、**ハウストラ**の消失

治療 根本治療はなく、薬物療法（5-ASA製剤、ステロイド薬、抗TNF-α抗体製剤など）、手術療法など

ポイント 潰瘍性大腸炎は、若年層に好発（小児や50歳以上にも見られる）し、びらんや浅い潰瘍（粘膜、粘膜下層に限られる）を伴う原因不明の大腸のびまん性非特異性炎症であり、男女差はない。病変は直腸から連続的に進展し、大腸全体に及ぶ。本疾患は大腸がん（P.178参照）の原因になることがある。クローン病とともに炎症性腸疾患と総称される。

A型肝炎

主な症状 倦怠感、発熱、黄疸、肝腫大

原因 A型肝炎ウイルス(**HAV**)の経口感染(汚染された生水、貝類など)

検査・所見 HAV-RNA(+)、IgM型HA抗体(+)(発症後1週間以内に陽性、2〜3ヶ月で消失)、IgG型HA抗体(+)(過去の感染を示す)

治療 保存療法、劇症肝炎(P.97参照)の予防

ポイント A型肝炎ウイルスに感染することで急性肝炎を発症し、ほとんどが自然治癒して慢性化しないが、ごくまれ(0.1%)に劇症肝炎をきたすことがある。A型肝炎ウイルスはRNAウイルスに分類され、潜伏期間は2〜6週間である。感染・治癒後は終生免疫を獲得するため再感染はしない。ワクチン接種による感染予防が有効である。

急性・慢性ウイルス性肝炎における検査値、症状、治療

肝炎の種類	検査値	症状	治療
急性ウイルス性肝炎(肝細胞の急性炎症)	AST・ALTの顕著な上昇	インフルエンザ様症状(発熱、倦怠感、食欲不振など)や黄疸、肝腫大などが見られる	自然治癒が多いため、保存療法(安静、栄養管理など)が主体
慢性ウイルス性肝炎(主にB型・C型肝炎で発症。肝炎の炎症が6ヶ月以上継続したものをいう)	AST・ALTの上昇(ALT優位な場合が多い)	無症状な場合が多いが、数ヶ月以上持続する倦怠感、食欲不振なども見られる	各ウイルス性肝炎に対する薬物治療。共通して肝庇護療法(グリチルリチン製剤、ウルソデオキシコール酸)

B型肝炎（成人）

主な症状 倦怠感、発熱、黄疸、肝腫大

原因 B型肝炎ウイルス（**HBV**）の水平感染（性行為、針刺し事故など）・垂直感染（母子感染）

検査・所見 ウイルスマーカーの推移にて判断（感染後、抗体はHBc→HBe→HBsの順に陽性化する）

治療 保存療法、劇症肝炎（P.97参照）の予防、慢性化には薬物療法（DNAポリメラーゼ阻害薬、IFN製剤など）

ポイント B型肝炎は、ほとんどが不顕性感染で、20～30％の割合で急性肝炎を発症する。成人の場合だと約95％が自然治癒して慢性化しないが、わずか（5％未満）に慢性化することがあり、また、まれ（1％以下だがウイルス性肝炎の中で最多）に劇症肝炎をきたすことがある。B型肝炎ウイルスはDNAウイルスに分類され、潜伏期間は4～24週間である。感染・治癒後は終生免疫を獲得するため再感染はしない。現在では、ワクチン接種や免疫グロブリンの投与により垂直感染からの発症・慢性化は減少している。

B型肝炎ウイルスマーカーの分類

マーカー	示す状態
HBV-DNA（+）	感染状態
HBs抗原（+）	感染状態
HBc抗原	現状では検査に利用されていない
HBe抗原（+）	ウイルスの高活動状態、強い感染力
HBs抗体（+）	既感染、ワクチン投与後
IgM-HBc抗体（+）	急性肝炎、慢性肝炎増悪期
IgG-HBc抗体（+）	HBVに感染状態（高値）、HBVの過去の感染（低値）
HBe抗体（+）	ウイルスの低活動状態、弱い感染力

C型肝炎

主な症状 無症状、倦怠感、発熱、黄疸、肝腫大

原因 C型肝炎ウイルス(**HCV**)の血液感染(針刺し事故など)

検査・所見 HCV-RNA(＋)(感染後から2〜3ヶ月後まで)、HCV抗体(＋)(感染後4週以降)

治療 保存療法、慢性化の予防、抗ウイルス薬(リバビリン、ソホスブビル、IFN製剤など)

ポイント C型肝炎は、ウイルス性肝炎の中で最も慢性化しやすい。慢性化した場合は肝硬変(P.98参照)に進行しやすく、さらには肝細胞がん(P.181参照)を続発することもある。C型肝炎ウイルスはRNAウイルスに分類され、潜伏期間は2〜14週間である。

C型肝炎の経過

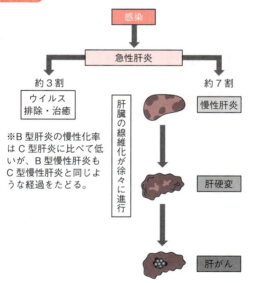

※B型肝炎の慢性化率はC型肝炎に比べて低いが、B型慢性肝炎もC型慢性肝炎と同じような経過をたどる。

薬剤性肝障害

主な症状 倦怠感、発熱、食欲不振、黄疸、皮膚掻痒感

原因 薬剤(抗菌薬、解熱鎮痛薬、サプリメントなど)

検査・所見 ALT・AST上昇(肝細胞障害型)、ALP・γ-GTP・T-Bilの上昇(胆汁うっ血型)、好酸球上昇(アレルギー性)

治療 原因薬剤の中止、薬物療法(グリチルリチン製剤、ウルソデオキシコール酸、ステロイド薬など)

ポイント 薬剤性肝障害は、発生機序により、アレルギー性肝障害(用量に依存しない)と中毒性肝障害(用量に依存する)に分類される。病理学的には、肝細胞障害型、胆汁うっ滞型、混合型に分類される。多くの薬剤が肝臓で代謝を受けるため、副作用として肝機能障害は多いと考えられている。

自己免疫性肝炎(AIH)

主な症状 無症状、倦怠感、発熱、食欲不振、黄疸、関節痛

原因 自己免疫機序の関与が考えられている

検査・所見 AST・ALT・IgG上昇、抗核抗体(+)、肝炎ウイルスマーカー(−)

治療 薬物療法(ステロイド薬、アザチオプリン、ウルソデオキシコール酸など)

ポイント 自己免疫性肝炎は、中年以降の女性に好発する。通常、無症状な場合が多く健康診断などで偶然発見されることが多い。治療をしないと肝硬変へ移行する可能性もある。

急性肝不全(劇症肝炎)

主な症状 意識障害、発熱、頻脈、黄疸

原因 急速な肝細胞の破壊による肝障害

検査・所見 AST・ALTの著しい上昇

治療 急性肝不全では多くが自然治癒に向かうが、劇症肝炎では肝庇護療法・人工肝補助(**血液浄化療法**、血液濾過透析)・肝移植などが必要となる

ポイント 急性肝不全とは、正常肝または肝予備機能が正常と考えられる肝臓に生じる肝障害である。様々な原因があるが、急性肝不全の中でもウイルス性・薬剤性・自己免疫性肝炎などが原因で、肝炎発症後8週間以内に高度の肝機能障害により昏睡を伴う**肝性脳症**をきたし、PTが40%以下またはINR値が1.5以上を示すものを劇症肝炎という。**劇症肝炎の致死率は70〜80%程度である。**

脂肪肝

主な症状 無症状

原因 肝細胞中に中性脂肪(TG)が蓄積

検査・所見 AST・ALT軽度上昇、超音波検査、X線検査

治療 禁酒、生活習慣の改善

ポイント アルコール、肥満、糖尿病、脂質異常症、高血圧、薬剤などが脂肪肝の原因となる。アルコールの飲みすぎによるものをアルコール性脂肪肝という。アルコール以外の原因で肝臓に脂肪が沈着した病態を非アルコール性脂肪性肝疾患(NAFLD)という。NAFLDは、ほとんど病態が進行しない非アルコール性脂肪肝(NAFL)と、肝細胞の炎症・壊死・線維化を伴う非アルコール性脂肪肝炎(NASH)に分類される。通常、脂肪肝は可逆性である。

肝硬変

主な症状 無症状(代償期)、肝機能低下・門脈圧亢進(非代償期)

原因 肝臓の慢性的な炎症により、肝細胞の破壊と再生が繰り返され、肝臓が線維化

検査・所見 AST・ALT・γ-グロブリン・総ビリルビン・NH_3上昇、アルブミン・コレステロール・コリンエステラーゼ・**フィッシャー比**低下、PT延長

治療 代償期は食事療法・肝庇護療法・抗ウイルス薬、非代償期の合併症対策には薬物療法(ラクツロース、抗菌薬、分岐鎖アミノ酸製剤、利尿薬など)・食事療法、肝移植

ポイント C型肝炎ウイルス、B型肝炎ウイルス、アルコール(最多)などが肝硬変の原因となる。C型・B型慢性肝炎の既往のある男性に好発する。食事療法では塩分・蛋白質の制限などを行う(塩分の過剰摂取は浮腫・腹水のさらなる悪化を、蛋白質から発生するアンモニアが肝性脳症のさらなる悪化を招くため)。ラクツロースは酸および下剤として消化管内のアンモニア産生菌の排除を、抗菌薬も消化管内のアンモニア産生菌の殺菌に使用される。**通常、肝硬変は不可逆性で進行し肝細胞がんや肝不全をきたす。**

肝硬変の症状

原因		症状
肝機能低下	合成機能低下	腹水、浮腫、低コレステロール血症、出血傾向、白色爪
	代謝機能低下	肝性脳症(羽ばたき振戦など)、黄疸、くも状血管腫、手掌紅斑、女性化乳房、肝性口臭
門脈圧亢進		腹水、浮腫、食道・胃静脈瘤、脾腫、肝肥大・肝萎縮、汎血球減少症、消化管出血
その他		ばち指

胆石症

主な症状 無症状、胆石発作（食後の右季肋部痛）

原因 胆汁成分の一部が結晶化し、胆石を形成

検査・所見 超音波検査、X線検査、胆道系酵素（**ALP**、γ-GTPなど）上昇

治療 無症状で経過観察、症状がある場合は手術療法

ポイント 胆石症は、中高年以上の肥満傾向の男女に好発する。胆石は発生部位によって胆嚢結石（最多）、総胆管結石、肝内結石に分類される。胆石の保有だけでは症状が出づらいが、胆石の存在部位により急性胆嚢炎（P.100参照）、急性胆管炎（P.100参照）、急性膵炎（P.101参照）などの合併症を引き起こし、各症状をきたす。

胆石の種類

	胆石の種類	好発部位
コレステロール結石(60%)	純コレステロール石(10%)（X線透過）	胆嚢
	混成石(10%)	
	混合石(40%)	
色素結石(40%)	ビリルビンカルシウム石(20%)（X線非透過）	胆管(肝内、肝外)
	黒色石(20%)	胆嚢

急性胆嚢炎

主な症状 右季肋部痛・発熱・悪心・嘔吐

原因 胆嚢結石による胆嚢管の閉塞障害

検査・所見 白血球数増加、CRP上昇、超音波検査、X線検査

治療 絶飲食、輸液、抗菌薬・鎮痛薬、胆嚢摘出

ポイント 胆嚢管の閉塞障害により、胆汁うっ滞が起こり、胆嚢において細菌感染(原因菌は大腸菌が多い)が起こる。

急性胆管炎

主な症状 発熱、腹痛、黄疸、ショック、意識障害

原因 胆管結石や胆膵系の悪性腫瘍による胆道の閉塞障害

検査・所見 白血球数増加、CRP・**ALP**・γ-GTP・**直接ビリルビン値**・AST・ALT上昇

治療 絶飲食、輸液、抗菌薬・鎮痛薬、胆道**ドレナージ**

ポイント 胆道の閉塞障害により、胆汁うっ滞が起こり、胆管において細菌感染(原因菌は大腸菌が多い)が起こる。発熱、腹痛、黄疸の症状をシャルコーの三徴といい、これらにショック、意識障害を加えたものをレイノルズの五徴という。

急性膵炎

主な症状 激しい上腹部・背部痛、悪心・嘔吐、発熱、食欲不振

原因 活性化した膵酵素が膵臓や周辺組織を自己消化

検査・所見 膵酵素(アミラーゼ、リパーゼ、トリプシン)上昇、X線検査

治療 絶食による膵臓の安静、十分な輸液、薬物療法(蛋白質分解酵素阻害薬、鎮痛薬、抗菌薬など)

ポイント アルコール(男性に多く、最多)、胆石症(P.99参照)(胆石が膵液の流れを塞いだ場合)や高トリグリセリド血症が急性膵炎の原因となるが、原因不明の特発性のものもある。多くは軽・中等度で予後はよいが、重症例ではショック・多臓器障害などをきたすことがある。

慢性膵炎

主な症状 上腹部・背部痛、糖尿病、消化吸収不良(脂肪便、下痢)

原因 長期のアルコール多飲や胆石による膵実質の脱落、線維化、石灰化や膵石の形成

検査・所見 膵酵素(アミラーゼ、リパーゼ、トリプシン)上昇(代償期)または低下(非代償期)、超音波検査、X線検査

治療 禁酒・禁煙、急性膵炎(P.101参照)に準ずる治療(代償期)、膵外分泌・内分泌の補充・インスリン(非代償期)

ポイント 慢性膵炎は、膵臓の機能が維持されている代償期と不可逆性の機能不全に陥った非代償期に分類され、それぞれで症状・検査値・治療が異なる。

第4章

4-2 消化器系の疾患

機能性ディスペプシア（FD）

主な症状 慢性的（6ヶ月以上）な**心窩部**痛・胃もたれ

原因 遺伝的・環境的・社会的・心理的要因など様々

検査・所見 原因となる基礎疾患がない

治療 薬物療法（PPI、H_2受容体遮断薬、消化管運動改善薬）

ポイント 消化管の不快感を訴えるものの、胃潰瘍（P.90参照）、十二指腸潰瘍（P.91参照）、胃がん（P.179参照）などのいずれも発見されないものを機能性ディスペプシアという。機能性消化管障害（FGID）のうちの1つであり、胃・十二指腸由来の症状が多い。

過敏性腸症候群（IBS）

主な症状 慢性的（6ヶ月以上）な腹痛・腹部不快感（排便にて軽快）・便通異常

原因 遺伝的・環境的・社会的・心理的要因など様々

検査・所見 直近3ヶ月の間で腹痛が1週間に1日以上発生し、次の3項目のうちの2項目に該当する。①排便に関連する　②排便頻度の変化を伴う　③便性状の変化を伴う

治療 生活指導、薬物療法（消化管運動改善薬）

ポイント 過敏性腸症候群は20〜40歳代に好発し、発症の男女比は女性のほうがやや多く、便秘型、下痢型、混合型、分類不能型に分類され、原因となる器質的・全身性・代謝性疾患がない。機能性消化管障害（FGID）のうちの1つであり、小腸・大腸由来の症状が多い。

慢性便秘

主な症状 排便回数減少、残便感、硬便、排便困難

原因 何らかの原因で便が腸管内に停滞

検査・所見 症状から判断、聴診にて腸雑音

治療 生活指導、薬物療法（下剤など）

ポイント 慢性便秘は、食事性、習慣性、弛緩性、痙攣性、器質性などに分類され、それぞれに応じた治療を行う。

感染性腸炎

主な症状 下痢、腹痛、発熱、嘔吐

原因 腸管感染による炎症

検査・所見 糞便検査による確定診断

治療 自然治癒、輸液などの対症療法

ポイント 基本的に止瀉薬や抗コリン薬は使用しない（原因菌が腸管内にとどまってしまうため）。

急性虫垂炎

主な症状 心窩部痛・食欲不振・悪心・嘔吐(初期)、右下腹部痛(進行期)

原因 食物残渣・糞石・リンパ組織の腫大などで虫垂内腔が閉塞し二次的に感染

検査・所見 触診、超音波検査、X線検査、白血球数増加

治療 保存的治療(抗菌薬投与、絶食)、虫垂切除術

ポイント 急性虫垂炎は、10〜20歳代に好発し、小児の急性腹症の原因の中で最も多い。穿孔による腹膜炎や膿瘍形成などの合併症をきたすことがある。

腹膜炎

主な症状 激しい腹痛、発熱、悪心・嘔吐、頻脈

原因 消化管穿孔などによる腹膜の刺激、または腹腔の細菌感染

検査・所見 触診(急性ではブルンベルグ徴候が特徴)、X線検査、腹水穿刺、CRP上昇、白血球数増加

治療 消化管穿孔やその原因となる疾患の治療、抗菌薬

ポイント 腹膜炎は、大きく分けて急性腹膜炎、慢性腹膜炎に分類される。発症の原因は様々だが、多くは消化管穿孔によるものであり、消化性潰瘍(P.90、P.91参照)、急性虫垂炎(P.104参照)、急性胆嚢炎(P.100参照)、慢性便秘(P.103参照)などが穿孔の原因となる。急性腹膜炎の重症例では、播種性血管内凝固症候群(P.64参照)、全身性炎症反応症候群、多臓器不全などを引き起こすことがあるため、迅速な治療が重要となる。

第5章

代謝系・内分泌系の疾患

- 5-1 代謝系の疾患
- 5-2 内分泌系の疾患

1型糖尿病

主な症状 口渇、多飲、多尿、急激な体重減少、昏睡

原因 膵島β細胞の破壊による絶対的インスリン欠乏

検査・所見 血糖・HbA1c・ケトン体上昇、抗GAD抗体(+)、尿中ケトン体(+)、膵島抗体(+)、膵島細胞膜抗体(+)、血中・尿中C-ペプチド低下

治療 インスリン療法、食事・運動療法

ポイント 1型糖尿病は、小児～青年期に好発し、自己抗体が検出される自己免疫性と、自己抗体が検出されない特発性に分類される。遺伝子的要因の関与は少ない(2型糖尿病のほうが、発症と家族歴との関連が深い)。インスリン分泌は最終的に廃絶するため、薬物治療では必ずインスリン療法が行われる(インスリン依存性)。1型糖尿病においては、年齢に応じたバランスのよい食事を摂取することが大切である。運動による血糖コントロールの有用性は確立されていないが、体力の維持・増進・ストレスの解消などが患者のQOLの維持・改善に繋がる。

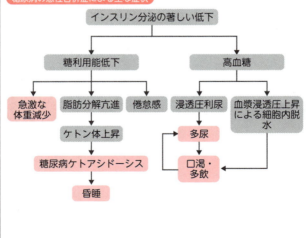

糖尿病の急性合併症による主な症状

2型糖尿病

主な症状 無症状、口渇、多飲、多尿、体重減少、合併症症状

原因 複数の遺伝子因子・環境因子(生活習慣不良)・加齢による相対的インスリン欠乏(インスリン抵抗性・インスリン分泌低下)

検査・所見 空腹時血糖値≧126mg/dL、**75gOGTT**で2時間値≧200mg/dL、随時血糖値≧200mg/dL以上のいずれかと、**HbA1c**≧6.5%以上

治療 食事・運動療法、薬物治療(経口糖尿病薬、GLP-1製剤)、合併症に対する治療、インスリン療法

ポイント 2型糖尿病は、肥満または肥満の既往がある中高年以降に好発し、全糖尿病患者の95%以上を占める。症状の進行は1型に比べると遅いため、自覚症状がないまま進行し、診断時にはすでに合併症を認めることが多い。合併症の中でも糖尿病性神経障害(P.109参照)、糖尿病性網膜症(P.109参照)、糖尿病性腎症(P.70参照)を三大合併症という。経口糖尿病薬など様々な治療法があり、インスリン療法は必須ではない(インスリン非依存性)。インスリン抵抗性には、脂肪細胞から放出される**アディポネクチン**の分泌低下と**TNF-α**分泌亢進が関与している。インスリン抵抗性増大による2型糖尿病では、血中・尿中C-ペプチドは上昇する。

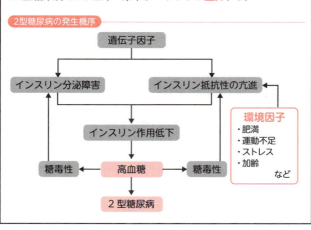

2型糖尿病の発生機序

糖尿病ケトアシドーシス（DKA）

主な症状 意識障害、昏睡、脱水、口渇、多飲、多尿

原因 高度なインスリン作用不足→糖利用能低下→脂肪分解（β酸化）亢進→ケトン体増加

検査・所見 高血糖、血中・尿中ケトン体値上昇、呼気アセトン臭、クスマウル大呼吸、pH低下、アニオンギャップ上昇

治療 輸液、速効型インスリン点滴静注、電解質補正

ポイント 糖尿病ケトアシドーシスは、インスリン注射の中止または減量、感染、ストレスなどがきっかけとなり、1型糖尿病患者（インスリン依存性）に好発する。2型糖尿病の患者で、ソフトドリンクの多飲によって糖尿病ケトアシドーシスをきたすことがあり、青年期の高度肥満男性によく見られる。

高浸透圧高血糖症候群（HHS）

主な症状 脱水、口渇、血圧低下、頻脈、痙攣、意識障害

原因 著しい高血糖と脱水

検査・所見 血漿浸透圧高値、著しい高血糖

治療 糖尿病ケトアシドーシス（P.108参照）と同様

ポイント 高浸透圧高血糖症候群は、感染、下痢、脱水、ストレス、薬剤などがきっかけとなり、2型糖尿病（インスリン非依存性）を有する高齢者に好発する。血漿浸透圧の上昇により、組織内の水分が血管内に移動し、細胞内脱水を招くことから様々な症状が出現する。ケトン体の増加やpHの低下とは無関係に発生する。まれに昏睡を起こすことがある。

糖尿病性神経障害

主な症状 知覚神経(左右対称の両下肢のしびれ、疼痛)・自律神経(起立性低血圧、消化器症状)・運動神経(脱力、眼瞼下垂)障害

原因 グルコースの分解によるソルビトール・フルクトース増加

検査・所見 両側アキレス腱反射低下(消失)、振動感覚低下

治療 血糖値管理、薬物治療(疼痛管理、エパルレスタット)

ポイント 糖尿病性神経障害は、**糖尿病三大合併症の1つで、最も早期に出現し、最も頻度が高い。**上記症状以外にも様々な症状があり、動脈硬化による血流の悪化が重なることで足壊疽をきたすこともある。解糖系を介さない、アルドース還元酵素が働くグルコースの代謝経路をポリオール経路といい、これにより発生したソルビトールが神経に蓄積すると神経障害を引き起こす。治療にはアルドース還元酵素阻害薬であるエパルレスタットが頻用される。

糖尿病性網膜症

主な症状 飛蚊症、硝子体出血

原因 最終糖化反応物(AGEs)による微小血管の周辺組織や内皮細胞の傷害

検査・所見 眼底検査で新生血管、網膜の出血・白斑・網膜浮腫

治療 血糖管理、光凝固(レーザー)療法、硝子体手術

ポイント 糖尿病性網膜症は糖尿病三大合併症の1つで、眼底検査により単純網膜症、増殖前網膜症、増殖網膜症に分類される。**初期に自覚症状がないため、診断時には症状が進行していることが多い。**よって、糖尿病患者は症状の有無にかかわらず、年に一度は眼科を受診することが推奨されている。

低血糖症（薬剤性）

主な症状 冷汗、振戦、頻脈、顔面蒼白、頭痛、意識障害、体温低下

原因 血糖降下薬やインスリン製剤の不適切使用

検査・所見 症状から判断、血糖値＜70mg/dL

治療 糖質補充（α-グルコシダーゼ阻害薬服用時にはブドウ糖などの単糖を投与）

ポイント 低血糖は空腹時低血糖、反応性低血糖、薬剤性低血糖に分類される。対応が遅れてしまうと、不可逆的な脳障害を起こす可能性があるため、迅速な対応や事前説明が大切である。β受容体遮断薬は、頻脈などの低血糖症状を隠してしまう（マスクする）ため、低血糖の発見が遅れないよう注意が必要。低血糖発現時に手元にブドウ糖がない場合は、ブドウ糖を含む食品（清涼飲料水やラムネなど）で代用が可能である（砂糖は即効性がないため注意）。低血糖が重度となってしまった場合には、グルカゴンの点鼻もしくは筋肉注射などにより対処を行う。

低血糖の症状

血糖値
(mg/dL)

70

60

【交感神経刺激症状】
・動悸・頻脈・発汗・振戦・強い空腹感
・不安感

50

【中枢神経症状】

40

・眠気・頭痛・めまい・集中力の低下
・強い脱力感・疲労感・目のかすみ・生あくび

30

【大脳機能低下】
・異常行動・痙攣・意識レベル低下・昏睡

脂質異常症

主な症状 高コレステロール血症(動脈硬化、黄色腫)、高トリグリセリド血症[動脈硬化、脂肪肝、急性膵炎(P.101参照)]

原因 遺伝子因子、生活習慣不良、基礎疾患、薬剤

検査・所見 LDLコレステロール≧140mg/dL、HDLコレステロール<40mg/dL、トリグリセリド≧150mg/dL、non-HDLコレステロール≧170mg/dL

治療 食事・運動療法、薬物療法(脂質異常症治療薬)

ポイント 男性では40歳代、女性では閉経後から上昇し60歳代でLDLコレステロール値がピークとなる。女性のほうが脂質異常症の発症率が高い。遺伝子因子によるものを原発性脂質異常症、その他様々な原因(生活習慣、ネフローゼ症候群、クッシング症候群、甲状腺機能低下症、糖尿病など)による二次的なものを続発性脂質異常症という。脂質異常症は、自覚症状がほとんどないため、動脈硬化が進行しているケースが多く、心筋梗塞(P.52参照)、脳梗塞などの重大な合併症をきたすこともある。トリグリセリド値が1000mg/dL以上の場合は急性膵炎(P.101参照)をきたしやすい。血清は、高LDLコレステロール血症では透明黄色で、高トリグリセリド血症ではクリーム状となる。特に家族性高コレステロール血症では、LDL受容体機能不全が発症の原因となっている。コレステロールの摂取量は1日200mg以下を目標とする。LH比は1.5以下で問題なし、2.0以上で動脈硬化が疑われ、2.5以上で血栓形成が疑われるとされている。

コレステロールの役割

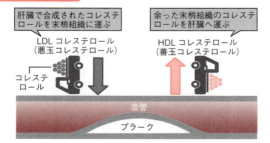

高尿酸血症

主な症状 無症状、痛風、腎障害、尿酸結石
原因 プリン体の代謝異常による尿酸の増加
検査・所見 尿酸値＞7.0mg/dL
治療 食事・運動療法、尿酸降下薬(尿酸生成抑制薬、尿酸排泄促進薬)

ポイント 高尿酸血症は、30～50歳代の男性に好発し、尿酸排泄低下型(最多)、尿酸産生過剰型及び、これら両方を併発した混合型に分類される。発症には遺伝子因子や環境因子(生活習慣不良)が関与する。高血圧(P.53参照)、糖尿病(P.107参照)、脂質異常症(P.111参照)などの生活習慣病を合併していることが多い。尿酸値が、7.0mg/dLを超えるものは高尿酸血症と診断され、8.0mg/dL以上で薬物治療が開始となり、6.0mg/dL未満を治療の目標値とする。

高尿酸血症の分類

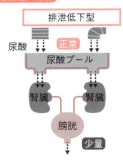

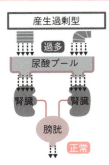

排泄低下型	産生過剰型
尿酸の産生量は正常だが、排泄量が低下している状態	尿酸の排泄量は正常だが、尿酸が過剰に産生されてしまう状態

出典:『からだと病気のしくみ図鑑』(川上正舒・野田泰子・矢田俊彦 監修／法研)より一部改変

痛風

主な症状 急性関節炎発作、痛風結石、腎障害(痛風腎)

原因 高尿酸血症(P.112参照)による関節腔内における尿酸塩結晶の析出

検査・所見 痛風発作、高尿酸血症

治療 尿酸値≦6mg/dLにコントロール(高尿酸血症に準じた治療)、痛風発作に対してNSAIDsやコルヒチンなど

ポイント 尿酸塩結晶は、低温・低pHで析出しやすくなり、第一中足母趾関節が痛風の好発部位である。多くの場合で、発作は1週間程度で自然に治まるため、間欠期(無症状)に入ると治療をやめてしまう人が多い。放置してしまうと、痛風腎などの重篤な慢性合併症をきたすことがあるため、症状がなくても治療を継続する重要性を説明する。症状極期にはNSAIDsの大量投与(NSAIDsパルス療法)を行い、NSAIDsが無効な場合にはステロイド薬が用いられる。

痛風発作の好発部位

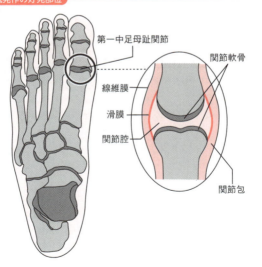

5-2 　内分泌系の疾患

第5章

5-2　内分泌系の疾患

先端巨大症

主な症状 鼻・口唇の肥大、手足容積の増大、眉弓部の膨張、下顎の突出、巨大舌

原因 下垂体腺腫による成長ホルモン(GH)の過剰分泌

検査・所見 症状から判断、GH・IGF-I上昇、X線検査、MRI

治療 下垂体腺腫の摘出(第一選択)、薬物療法(GH分泌抑制薬)、放射線療法

ポイント 先端巨大症は、GHの過剰により、骨・軟部組織・諸臓器の異常な発育と代謝異常をきたす疾患である。GHは成長促進作用(IGF-I産生、蛋白質合成促進)、代謝作用(抗インスリン作用、脂肪分解作用)などを有する。

高プロラクチン血症

主な症状 女性で月経不順・無月経・不妊・乳汁漏出、男性で性欲低下・勃起不全

原因 薬剤もしくは下垂体腺腫による下垂体前葉からのプロラクチン分泌過剰

検査・所見 プロラクチン上昇、X線検査、MRI

治療 原因薬剤の中止、D_2受容体刺激薬(カベルゴリン、ブロモクリプチン)、手術療法、放射線療法

ポイント 高プロラクチン血症は、20～30歳代の女性に好発する。原因としては薬剤(主にD_2受容体遮断薬)が最も多いため、服薬中の薬剤の確認が重要。次いでプロラクチン産生下垂体腫瘍(プロラクチノーマ)が多い。下垂体腺腫が原因の場合は、腫瘍による圧迫症状として頭痛や視力・視野障害などをきたすことがある。

114

下垂体前葉機能低下症

主な症状 下垂体前葉ホルモンの作用の喪失

原因 下垂体腺腫や下垂体炎による下垂体前葉ホルモンの分泌低下

検査・所見 各種下垂体前葉ホルモンの低下

治療 ホルモン補充療法、原因疾患に対する治療

ポイント 下垂体前葉機能低下症は、原因により視床下部性と下垂体性に分類される。また、低下するホルモンの種類により、汎下垂体機能低下症(すべての前葉ホルモンの欠乏)、部分型下垂体機能低下症(前葉ホルモンが2種類以上の欠乏)、下垂体ホルモン単独欠損症(前葉ホルモンが1種類のみ欠乏)に分類される。

下垂体前葉ホルモンの各種作用

名称	作用
成長ホルモン (GH)	成長促進(骨形成促進、蛋白合成促進)、代謝作用(抗インスリン作用、脂肪分解促進、電解質の再吸収促進)
プロラクチン(PRL)	乳汁産生促進、精巣・卵巣機能抑制
甲状腺刺激ホルモン (TSH)	甲状腺ホルモン(T_3、T_4)の合成・分泌促進
副腎皮質刺激ホルモン (ACTH)	副腎皮質ホルモンの合成・分泌促進
卵胞刺激ホルモン (FSH)	女性:エストロゲンの分泌促進、卵胞発育・排卵の促進
	男性:テストステロンの分泌促進、精巣発育・精子形成の促進
黄体形成ホルモン (LH)	女性:プロゲステロンの分泌、卵胞発育・排卵・黄体形成の促進
	男性:テストステロン分泌促進

尿崩症

主な症状 口渇、多飲、多尿、低張尿、高Na血症

原因 **バソプレシン**(AVP)の合成・分泌・作用障害

検査・所見 尿量≧3L/日(小児においては2L/日以上)、Na値上昇、尿浸透圧≦300mOsm/kg(低浸透圧≒低濃度と考えるとよい。尿崩症のときの尿は薄い)

治療 デスモプレシン(経口、点鼻)、チアジド系利尿薬など

ポイント バソプレシンの合成・分泌が低下しているものを中枢性尿崩症、腎臓のバソプレシンに対する反応低下を腎性尿崩症という。水制限試験で尿崩症と心因性多飲症の鑑別を、バソプレシン試験で中枢性と腎性の鑑別を行う。

尿崩症の鑑別

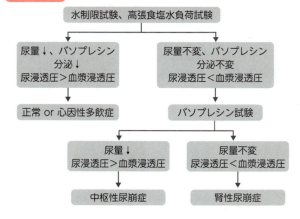

甲状腺機能亢進症(バセドウ病)

主な症状 メルゼブルクの三徴(眼球突出、甲状腺腫、頻脈)、手指振戦、体重減少、血糖上昇、LDL-コレステロール低下

原因 抗TSH受容体抗体の刺激によるT_3・T_4の過剰分泌

検査・所見 FT_3・FT_4上昇、TSH低下、抗TSH受容体抗体(+)

治療 抗甲状腺薬(チアマゾール、プロピルチオウラシル)、甲状腺摘出、放射線ヨウ素内用療法

ポイント バセドウ病は、20～40歳代の女性に好発する、自己免疫性疾患である。バセドウ病ではなんらかの原因で抗TSH受容体抗体が作られ、甲状腺が過剰に刺激されることで多くの甲状腺ホルモン(T_3、T_4)が分泌されている。そのため、本疾患では基礎代謝の亢進が起きる。T_3・T_4の増加により負のフィードバック機構が働き、TSHの分泌量は低下する。バセドウ病では、甲状腺ホルモンを構成するヨウ素を多量に含む海藻類は控えるように指導する。ヨウ素の過剰摂取はT_3及びT_4の分泌を抑制し、バセドウ病治療へ予期せぬ影響を与えるおそれがある。

甲状腺機能亢進症における負のフィードバック機構

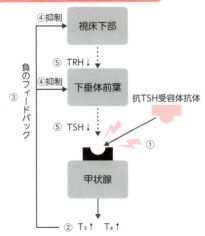

亜急性甲状腺炎

主な症状 上気道炎様症状、圧痛、一過性の甲状腺機能亢進症状（高熱、倦怠感、多汗、振戦、体重減少など）

原因 ウイルス感染が原因と考えられている

検査・所見 FT₃・FT₄・CRP上昇、**赤沈**亢進、TSH低下、超音波検査

治療 自然治癒、薬物療法（ステロイド薬など）

ポイント 亜急性甲状腺炎は、30～50歳代の女性に好発する。甲状腺組織の破壊により甲状腺ホルモンが血液中へと流れ、一過性の甲状腺機能亢進症状をきたす。予後は良好。

無痛性甲状腺炎

主な症状 自発痛・圧痛はない、一過性の甲状腺機能亢進症状（高熱、倦怠感、多汗、振戦、体重減少など）

原因 自己免疫機構が関与していると考えられている

検査・所見 FT₃・FT₄上昇、TSH低下

治療 自然治癒（多くは3ヶ月以内）

ポイント 無痛性甲状腺炎は、20～40歳代の女性に好発し、慢性甲状腺炎（橋本病）をもとに発症することが多い疾患である。出産やバセドウ病の既往のある患者にも見られることがある。

クレチン症

主な症状 身体・精神の発達障害

原因 先天的な甲状腺ホルモンの合成・分泌の低下

検査・所見 FT_3・FT_4低下、TSH・総コレステロール上昇、アキレス腱反射弛緩相遅延

治療 T_4製剤(レボチロキシン)の投与

ポイント 新生児期に発症する甲状腺機能低下症をクレチン症(先天性甲状腺機能低下症)といい、早期に治療を開始しなければ身体・精神の発達障害が起こる。そのため、我が国ではTSH値の測定による新生児マス・スクリーニングが行われている。

慢性甲状腺炎(橋本病)

主な症状 粘液水腫、体重増加、意欲低下、皮膚乾燥

原因 甲状腺自己抗体による慢性炎症

検査・所見 FT_3・FT_4低下、TSH上昇、**抗Tg抗体**(+)、**抗TPO抗体**(+)

治療 T_4製剤(レボチロキシン)の投与

ポイント 橋本病は、30～50歳代の女性に好発する自己免疫疾患であり、原発性甲状腺機能低下症に分類される。成人の甲状腺機能低下症の原因として最も頻度が高い。長期にわたる甲状腺機能低下により、圧痕を残さない浮腫(粘液水腫)が生じる。本疾患により昏睡をきたすこともある。

副甲状腺機能亢進症（原発性）

主な症状 高Ca血症（悪心・嘔吐、膵炎、尿路結石など）、低P血症

原因 副甲状腺の腺腫・過形成・がんなどによる副甲状腺ホルモン[パラトルモン（PTH）]の産生増加

検査・所見 Ca・PTH上昇、P低下

治療 腺腫の摘出、薬物治療（シナカルセト、ビスホスホネート製剤）

ポイント 副甲状腺機能亢進症では、腺腫が原因となるものが最も多い。腎疾患などでの低Ca・高Pによる代償性のPTH増加のものを二次性（続発性）副甲状腺機能亢進症という。上記症状以外にも骨中のCa低下による骨病変など多彩な症状を引き起こす。

副甲状腺機能亢進症の病理機構

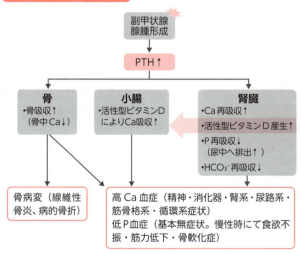

副甲状腺機能低下症

主な症状 低Ca血症(**テタニー**、全身痙攣、感覚異常、精神障害など)、高P血症

原因 副甲状腺ホルモン[パラトルモン(PTH)]の産生減少

検査・所見 Ca低下、P上昇

治療 薬物療法(活性型ビタミンD₃製剤、Ca静注)

ポイント 副甲状腺機能低下症は、PTH分泌不全による特発性・続発性副甲状腺機能低下症と、PTH受容体の不応性(PTH分泌上昇)による偽性副甲状腺機能低下症に分類される。低Ca状態にて、血圧計マンシェットを巻いたときに現れる手の拘縮をトルソー徴候、外耳道の直前を軽く殴打したときに現れる顔面の筋収縮をクボステック徴候という。

褐色細胞腫

主な症状 高血圧、代謝亢進、高血糖、頭痛、発汗過多

原因 **カテコールアミン**の過剰分泌

検査・所見 血中・尿中カテコールアミン上昇、尿中**メタネフリン・ノルメタネフリン**上昇、X線検査、MRI

治療 手術療法、薬物療法(α_1受容体遮断薬など)

ポイント 褐色細胞腫とは、副腎髄質や交感神経節のクロム親和性細胞(カテコールアミン産生細胞)に発生する腫瘍のことである。**高血圧クリーゼ**を引き起こすことがあるため、β受容体遮断薬の単独投与は禁忌である。

クッシング症候群

主な症状 コルチゾール・アンドロゲン過剰症状

原因 下垂体腺腫、副腎腫瘍、副腎過形成によるACTHの過剰分泌

検査・所見 血中コルチゾールの日内変動の消失(深夜血中コルチゾール値7.5μg/dL以上)、**デキサメタゾン抑制試験**

治療 腫瘍摘出、副腎皮質ホルモン合成阻害薬(トリロスタンなど)

ポイント クッシング症候群は、女性に好発し、クッシング病(下垂体性ACTH過剰分泌)、副腎皮質腺腫(視床下部からのCRH分泌・下垂体からのACTH分泌が常に抑制)、異所性ACTH症候群[下垂体以外の腫瘍(小細胞肺がん、膵臓がんなど)からのACTH過剰分泌]に分類される。クッシング病では、高用量のデキサメタゾン投与の場合、負のフィードバック機構が作用し、下垂体からのACTH分泌は抑制される(他のクッシング症候群では、デキサメタゾンの投与でACTH分泌量の変化は起こらない)。なお、健常者におけるコルチゾールの分泌は、朝に最も多く、夜にかけて少なくなる。

副腎皮質ホルモン過剰症による症状

変動するホルモン	症状
コルチゾール分泌過剰	満月様顔貌、中心性肥満、高血圧、赤色皮膚線条、水牛様肩、糖尿病、骨粗鬆症、筋萎縮、筋力低下、精神障害、易感染性
アルドステロン分泌過剰	高血圧、浮腫
アンドロゲン分泌過剰	月経異常、多毛症、尋常性ざ瘡

アルドステロン症

主な症状 高血圧、低K血症(筋力低下、脱力発作、**テタニー**)

原因 副腎皮質球状層からのアルドステロン過剰分泌

検査・所見 レニン分泌低下、アルドステロン上昇、**カプトプリル負荷試験**

治療 腺腫の摘出、薬物療法(アルドステロン拮抗薬)

ポイント アルドステロン症は原発性(腺腫)、特発性(過形成)、二次性(肝硬変や心不全に続発)に分類される。原発性・特発性では、負のフィードバック機構によりレニン分泌は低下する。

原発性・特発性アルドステロン症の病理機構

原発性	特発性

原発性:
③抑制 → レニン↓
② 負のフィードバック
アンジオテンシンⅡ↓
腺腫 → 副腎皮質 アルドステロン
① 血圧↑ 循環血漿量↑ NaCl濃度↑

特発性:
③抑制 → レニン↓
② 負のフィードバック
アンジオテンシンⅡ↓
過形成 → 副腎皮質 アルドステロン
① 血圧↑ 循環血漿量↑ NaCl濃度↑

アジソン病

主な症状 副腎皮質機能低下症状

原因 副腎皮質の病変による副腎皮質ホルモンの分泌低下

検査・所見 コルチゾール低下、ACTH増加、CT検査、MRI

治療 ホルモン補充療法(ヒドロコルチゾン)

ポイント アジソン病は、自己免疫異常による特発性アジソン病と、副腎結核による結核性アジソン病に分類される慢性の副腎皮質機能低下症である。コルチゾールの分泌量は、朝に最高となり、夕方に向けて低下する。そのため、ヒドロコルチゾンを投与する場合も日内リズムに合わせた投与量となる。ヒドロコルチゾンについては、コルチゾールと同様のものと考えるとよい。

副腎皮質機能低下症の症状

変動するホルモン	症状
コルチゾール分泌量低下	倦怠感、体重減少、低血糖、精神障害、好酸球増加
アルドステロン分泌量低下	低血圧、高K血症、低Na血症
アンドロゲン分泌量低下	月経異常、脱毛
ACTH分泌量増加	色素沈着(顔面、口腔内、手指など)

第6章

感覚器・皮膚の疾患

- 6-1 眼の疾患
- 6-2 耳鼻咽喉疾患
- 6-3 皮膚疾患

原発性開放隅角緑内障

主な症状 視野狭窄、視力低下
原因 線維柱帯の閉塞に伴うシュレム管からの房水流出遮断による眼圧上昇
検査・所見 眼圧・隅角・眼底・視野検査
治療 緑内障治療薬（β受容体遮断薬、炭酸脱水酵素阻害薬、コリン作動薬、PGF$_{2α}$誘導体など）、手術療法
ポイント 隅角は正常であり、初期は無症状なことが多く、中期以降に視野異常をきたす慢性進行形の疾患である。緑内障全体の80％を占める。眼圧が正常（10〜20mmHg）であるにもかかわらず、視神経に障害をきたす疾患を正常眼圧緑内障という。また、ステロイド薬、ぶどう膜炎、糖尿病などを原因とするものを続発性開放隅角緑内障という。

原発性開放隅角緑内障の病態

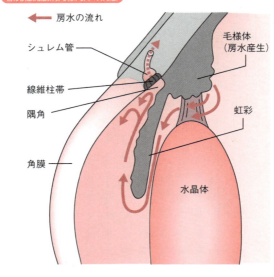

原発性閉塞隅角緑内障

主な症状 急性緑内障発作(激しい眼痛・頭痛、悪心・嘔吐、視力低下)

原因 虹彩の癒着や膨隆に伴うシュレム管からの房水流出遮断による眼圧上昇

検査・所見 眼圧・隅角・眼底・視野検査

治療 薬物治療による眼圧コントロール→手術療法

ポイント 隅角は狭窄・閉塞しており、発作時には眼圧が40〜80mmHgまで上昇する。高眼圧の持続により視野狭窄、視力低下などをきたす。発作が起きてしまうと一夜で失明することもあるため、早急な対応が必要である。薬物治療が第一選択となる開放隅角緑内障とは異なり、手術により治療を行うことが多い。眼圧上昇を招くため、抗コリン薬の投与は禁忌である。

原発性閉塞隅角緑内障の病態

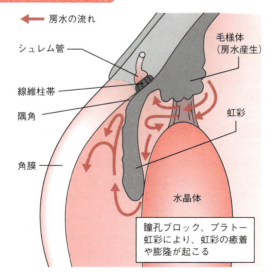

瞳孔ブロック、プラトー虹彩により、虹彩の癒着や膨隆が起こる

白内障

主な症状 霧視、**羞明**、視力低下

原因 水晶体中蛋白質の変異による水晶体の混濁

検査・所見 **細隙灯顕微鏡検査**で水晶体の混濁を確認

治療 白内障治療薬（ピレノキシンなど）、手術療法

ポイント 白内障は、風疹(P.163参照)の母子感染などにより、先天的に水晶体の白濁を認める先天性白内障と、加齢・ステロイド薬の長期使用や糖尿病などを原因とする後天性白内障に分類される。薬物治療では、進行の抑制を目的としており、視力低下により日常生活に支障をきたす場合は手術療法などを検討する。手術療法では、超音波水晶体乳化吸引術により濁った水晶体を取り除き、人工水晶体(眼内レンズ)を挿入して視力を回復する。

加齢黄斑変性症（滲出型）

主な症状 中心視力の低下、中心暗点、変視症、色覚異常

原因 加齢に伴い生成される脈絡膜新生血管による網膜障害

検査・所見 蛍光眼底映像で脈絡膜新生血管(+)、眼底検査、**光干渉断層計**

治療 レーザー凝固療法、抗血管内皮増殖因子(VEGF)薬

ポイント 加齢黄斑変性症は、60歳以上の高齢者に好発し、先進国における失明原因の1位である。老化に伴う萎縮型と、脈絡膜新生血管の破裂による出血や滲出が原因となる滲出型に分類される。滲出型が日本人に多く、治療の対象となる。

第6章

6-1 眼の疾患

感染性角膜炎

主な症状 充血、眼痛、目やに

原因 傷ついた角膜が感染

検査・所見 症状から判断、眼科検査

治療 原因に伴った薬物治療(点眼、内服、眼軟膏など)

ポイント 細菌、真菌、アカントアメーバ、ヘルペスウイルスなどが感染性角膜炎の原因となる。コンタクトレンズの不適切使用により発症するケースも多く、適切な使用方法の説明や対処が必要となる。

P.144

結膜炎

主な症状 充血、眼脂(目やに)、異物感、流涙

原因 ウイルス感染、細菌感染、Ⅰ型アレルギー反応

検査・所見 症状から判断、眼科検査

治療 抗菌薬、抗アレルギー薬(H_1受容体遮断薬、ロイコトリエン受容体遮断薬など)、ステロイド薬など

ポイント 結膜炎は、ウイルスによる流行性角結膜炎、細菌性結膜炎、アレルギー性結膜炎に分類される。流行性角結膜炎の中では、アデノウイルスが原因となることが最も多い。アデノウイルスによる流行性角結膜炎を一般に「はやり目」といい、手指衛生の徹底・タオルは他者と共通のものを使用しない・お風呂は最後に入るなど、感染を拡大させない心がけが特に重要となる。

ぶどう膜炎

主な症状 眼痛、充血、**羞明**、視力低下、霧視、飛蚊症

原因 感染症、アレルギー反応、自己免疫疾患

検査・所見 症状から判断、眼科検査

治療 抗菌薬、抗ウイルス薬（アシクロビル、バラシクロビルなど）、散瞳薬、ステロイド薬など

ポイント ぶどう膜は虹彩、毛様体、脈絡膜の総称をいい、血流に富んでいるため炎症が起こりやすい。ぶどう膜炎は、様々な原因から発症する可能性があり、原因の断定のために多くの検査をすることがある。原因となる代表的な疾患に**サルコイドーシス**、ベーチェット病（P.36参照）、**原田病**などがある。

網膜色素変性症

主な症状 **夜盲、輪状暗点、求心性視野狭窄**

原因 遺伝子変異による**桿体細胞**や**錐体細胞**の変性

検査・所見 症状から判断、眼底検査

治療 薬物療法（ビタミンA誘導体など）、生活指導（サングラス着用など）

ポイント 網膜色素変性症は、初期では自覚症状があまりなく、夜盲から始まり徐々に進行していく疾患である。進行度合いは個人差があり、生涯良好な視力を保つ場合もある。

6-2 **耳鼻咽喉疾患**

動揺病（乗り物酔い）

主な症状 悪心・嘔吐、めまい、冷汗、顔面蒼白
原因 前庭・半規管への加速度刺激の反復
検査・所見 乗り物の搭乗時に悪心・嘔吐などの症状出現
治療 数時間〜1日で自然治癒。H_1受容体遮断薬などによる予防
ポイント 動揺病は、小児や女性に好発する。予防薬は約30分前に飲むのが効果的で、悪心・嘔吐などの症状が発症してからの服用では効果が乏しい。

メニエール病

主な症状 反復性の回転性めまい、耳鳴り、難聴
原因 内耳のリンパ液増加による内耳迷路の過剰刺激
検査・所見 症状から判断、**平衡機能検査**、聴力検査など
治療 薬物治療（ベタヒスチンなど）、中耳加圧療法、手術療法
ポイント メニエール病は、30〜50歳代に好発する。詳しい原因は不明で、精神的・肉体的疲労やストレスが関与していると考えられている。

アレルギー性鼻炎

主な症状 くしゃみ、水性鼻漏、鼻閉の三主徴

原因 鼻粘膜のⅠ型アレルギー反応

検査・所見 鼻汁の好酸球検査、皮膚テスト、IgE抗体（＋）

治療 抗原の除去・回避、薬物治療（H_1受容体遮断薬、ロイコトリエン受容体遮断薬、ステロイド薬、血管収縮薬など）、特異的免疫療法（ダニやスギ花粉に対して）、手術療法

ポイント アレルギー性鼻炎は、ダニやハウスダストなどによる通年性と、花粉による季節性に分類される。鼻閉の症状が強い場合にはH_1受容体遮断薬に加えて、ロイコトリエン受容体遮断薬（モンテルカストなど）や、点鼻のステロイド薬・血管収縮薬が使用されることがある。

副鼻腔炎

主な症状 頭痛、鼻閉、鼻汁、頬部痛、顔面痛、嗅覚障害

原因 肺炎球菌やインフルエンザ菌などによる副鼻腔内の感染

検査・所見 前・後鼻鏡検査、X線検査、内視鏡検査

治療 薬物療法（抗菌薬、H_1受容体遮断薬、ロイコトリエン受容体遮断薬、血管収縮薬など）、手術療法

ポイント 副鼻腔炎のうち、30日未満で症状が消失するものを急性副鼻腔炎といい、90日以上継続するものを慢性副鼻腔炎（いわゆる蓄膿症）という。急性副鼻腔炎は、上気道炎に続いて起こることが多い。慢性副鼻腔炎に対しては、マクロライド系抗菌薬（クラリスロマイシンなど）の少量長期投与が有効である。

急性中耳炎

主な症状 発熱、耳痛、耳閉感、耳漏

原因 肺炎球菌、インフルエンザ菌、モラクセラ・カタラーリスなどによる感染

検査・所見 聴力検査、鼓膜の視診

治療 3日間経過観察(軽症時)、抗菌薬、鼓膜切開による排膿

ポイント 急性中耳炎は、幼児や小児に好発し、主に上気道炎に引き続いて発症する炎症性疾患である。乳幼児や小児は成人に比べて耳管が短く水平についているため、菌が侵入しやすい。急性中耳炎が慢性化すると慢性中耳炎となる。

アフタ性口内炎

主な症状 口腔粘膜の周辺が発赤する白い潰瘍

原因 免疫力の低下

検査・所見 症状から判断、CRP上昇、赤沈亢進、白血球増加

治療 自然治癒、ステロイド薬の局所塗布

ポイント 口内炎の中で、発症頻度が最も高い一般的なものをアフタ性口内炎という。ベーチェット病(P.36参照)やクローン病(P.92参照)、薬剤(免疫抑制薬、抗悪性腫瘍薬など)による免疫低下時に発症しやすい。

急性扁桃腺炎

主な症状 高熱、咽頭痛、倦怠感、関節痛
原因 主にA群β溶血性連鎖球菌による感染
検査・所見 溶連菌感染(+)、CRP・**ASO・ASK**上昇、赤沈亢進、白血球数増加
治療 抗菌薬(ペニシリン系など)、扁桃の切除
ポイント 溶連菌感染後に抗原(溶連菌)に対する自己抗体が産生され、Ⅲ型アレルギー反応により、ワルダイエル咽頭輪に属するリンパ組織が炎症を起こす。急性扁桃腺炎に続いて糸球体腎炎を引き起こすことがあり、慢性扁桃腺炎では関節リウマチ(P.33参照)やIgA腎症(P.70参照)などの合併症を引き起こすことがある。

ワルダイエル咽頭輪

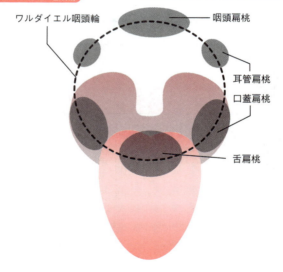

6-3　皮膚疾患

アトピー性皮膚炎

主な症状　掻痒、左右対称性に顔面・頸部・四肢屈曲部に湿疹

原因　皮膚バリア機能の低下、Ⅰ型アレルギー反応

検査・所見　IgE・LDH・TARC上昇、好酸球数増加

治療　薬物治療(ステロイド外用薬、タクロリムス軟膏など)

ポイント　乳幼児期に好発し、半数は思春期には軽快していくが、近年では成人型の増加も見られる。患者の多くはアトピー素因を持っていて、その場合はIgE量が増加するため、アレルギー反応が起こりやすくなる。乳幼児期では、湿潤性の湿疹が頭部・顔面から始まり全身に広がる。思春期・成人期では乾燥性皮膚(苔癬化など)が主となり、慢性化の傾向にある。また、汗をかきやすい夏と、乾燥しやすい冬に悪化することが多い。タクロリムス軟膏は顔面や頸部で有効性が高いが、一過性の刺激症状が見られることがある。

P.166

白癬

主な症状　掻痒、鱗屑、紅斑、びらん、角化、水疱

原因　皮膚糸状菌(白癬菌)

検査・所見　検体のKOH直接鏡検、培養検査

治療　内服または外用抗真菌薬(アゾール系、テルビナフィンなど)

ポイント　白癬菌はケラチンが栄養源となるため、角化組織に感染しやすく、感染部位により頭部白癬、体部白癬、手白癬、股部白癬、足白癬(最多)、爪白癬に分類される。足白癬はいわゆる「水虫」である。頭部・爪・深在性白癬には内服抗真菌薬(イトラコナゾールなど)が第一選択となる。さらなる感染拡大を招くため、通常はステロイド薬を使用しない。症状が改善しても、白癬菌が残っている場合があるため、自己判断で抗真菌薬を中止してはいけない。

第6章

6-3　皮膚疾患

135

特発性蕁麻疹

主な症状 掻痒、紅斑、膨疹

原因 特定の原因・誘因がない

検査・所見 血液検査、**皮内テスト、プリックテスト**

治療 H₁受容体遮断薬、ロイコトリエン受容体遮断薬、ステロイド薬など

ポイント 特発性蕁麻疹のうち、発症から1ヶ月以内に症状が改善し以後症状が出ないものを急性蕁麻疹、発症から1ヶ月以上症状の出現と後退を繰り返すものを慢性蕁麻疹という。

刺激誘発型蕁麻疹

主な症状 掻痒、紅斑、膨疹

原因 アレルゲンによるⅠ型アレルギー反応

検査・所見 血液検査、**皮内テスト、プリックテスト**

治療 原因（アレルゲン）の回避・除去、H₁受容体遮断薬、ロイコトリエン受容体遮断薬、ステロイド薬など

ポイント 刺激誘発型蕁麻疹の発症には、アレルギー性、食物依存性、非アレルギー性（Ⅰ型アレルギー反応の関与がない）、物理性、アスピリン性、コリン性、接触性など様々な原因・誘因がある。

スティーブンス・ジョンソン症候群（皮膚粘膜眼症候群）

主な症状 発熱、疼痛、皮膚や粘膜（口腔、目、鼻腔、性器など）に重度の炎症、呼吸困難

原因 薬剤あるいはその代謝物による皮疹

検査・所見 白血球数増加、CRP上昇、**赤沈**亢進、**パッチテスト**

治療 原因薬剤の中止、薬物療法（ステロイド薬の全身投与など）、アナフィラキシーショック（P.32参照）に対する治療

ポイント スティーブンス・ジョンソン症候群は、多形滲出性紅斑の重症例で、重症薬疹の1つであり、眼球癒着、ドライアイ、失明などの後遺症を残すことがある。重症化すると皮膚全体に広範囲（体表面積10%以上）に上記のような症状をきたす中毒性表皮壊死症（TEN）へ移行することがある。内服誘発テストは確実な診断法であるが、重症薬疹には禁忌である。

薬剤性過敏症症候群

主な症状 発熱、倦怠感、伝染性単核球症様皮疹

原因 薬剤あるいはその代謝物による皮疹

検査・所見 白血球数増加、CRP上昇、**赤沈**亢進、**パッチテスト**

治療 原因薬剤の中止、薬物治療（H_1受容体遮断薬、ロイコトリエン受容体遮断薬、ステロイド外用薬など）

ポイント 薬剤性過敏症症候群は、薬剤服用後2～6週間程度で生じる、重症薬疹の1つである。臓器障害も伴い、薬剤中止後も遷延化する。

第6章

6-3 皮膚疾患

水疱症

主な症状 水疱、膿疱

原因 自己免疫反応、遺伝子素因

検査・所見 皮膚生検、蛍光抗体間接法、**ELISA法**など

治療 薬物療法(ステロイド薬、抗菌薬など)

ポイント 水疱症は、自己免疫性水疱症(尋常性天疱瘡、落葉状天疱瘡、類天疱瘡)と先天性水疱症(家族性慢性良性天疱瘡、単純型先天性皮膚水疱症)に分類される。

乾癬

主な症状 表皮細胞の増殖と真皮における炎症細胞の浸潤

原因 遺伝子などが関係していると考えられている

検査・所見 症状から判断、不全角化を伴う角質肥厚

治療 外用療法(ステロイド薬、活性型ビタミンD_3製剤など)、光線療法、全身療法(レチノイド、免疫抑制薬など)

ポイント 乾癬は、尋常性乾癬、滴状乾癬、関節症性乾癬、膿疱性乾癬、乾癬性紅皮症に分類される。原因が不明のため対症療法となる。治療の反応性はよいが再発を繰り返す。

接触性皮膚炎

主な症状 湿疹

原因 刺激性またはアレルギー性によるもの

検査・所見 **パッチテスト**

治療 ステロイド薬、H₁受容体遮断薬、ロイコトリエン受容体遮断薬など

ポイント 接触性皮膚炎は、いわゆる「かぶれ」と呼ばれる疾患である。初回の接触により誰にでも発生するものを刺激性接触皮膚炎といい、過敏性を獲得したものをアレルギー性接触皮膚炎(Ⅳ型アレルギー反応)という。

光線過敏症

主な症状 搔痒、紅斑、水疱、膨疹

原因 露出部への日光の曝露による

検査・所見 **パッチテスト**、反応再現検査

治療 原因物質の除去、紫外線からの防御、ステロイド薬など

ポイント 通常であれば障害を起こさない程度の日光量で炎症が見られる。光線過敏症の原因には、内因性(遺伝子性、代謝性)と外因性[薬剤性(ケトプロフェンテープなど)]に大きく分類され、他にも様々な原因があるとされている。

褥瘡

主な症状 紅斑、水疱、浮腫、潰瘍

原因 圧力、ずれ、摩擦、低栄養、活動・可動性の低下

検査・所見 創面による状態把握、**NPUAP分類**

治療 体位変換・減圧用具、皮膚保護、外用薬(精製白糖・ポビドンヨードなど)、ドレッシング材

ポイント 褥瘡は、「床ずれ」とも呼ばれる疾患である。外力(圧力、ずれ、摩擦)を受けやすい仙骨部に好発する。皮膚の一定部位に圧迫が加わると、皮膚や軟部組織の血管が圧迫されて血流が途絶える。阻血状態が一定時間以上続くことにより生じる、不可逆的な組織壊死が褥瘡の原因となる。原因となるものを除去し、褥瘡を予防することが最も重要となる。

尋常性ざ瘡(にきび)

主な症状 皮脂貯留→炎症性の紅色丘疹→膿疱

原因 アクネ菌の増殖

検査・所見 診察

治療 外用療法(アダパレン、過酸化ベンゾイル、抗菌薬など)、スキンケア

ポイント 尋常性ざ瘡は、ストレス、睡眠不足、ホルモンバランスの乱れなどにより誘因・悪化されることがある。重症例で囊腫や硬結を形成することがある。

第7章

感染症・
悪性新生物（がん）

- 7-1 細菌感染症
- 7-2 ウイルス感染症
- 7-3 真菌感染症
- 7-4 原虫・寄生虫感染症
- 7-5 悪性腫瘍

7-1 細菌感染症

百日咳

主な症状 感冒様症状(発熱はなし)、痙咳発作(特に夜間)
原因 百日咳菌の飛沫感染・接触感染
検査・所見 白血球数(特にリンパ球数増加)、PCR法、**LAMP法**
治療 マクロライド系抗菌薬(アジスロマイシン、クラリスロマイシンなど)

ポイント 百日咳は、小児に好発する急性呼吸器疾患である。特徴のある痙攣性の咳(短い咳が連続的に起こり、吸息時に笛のようなヒューという音が出る)が出現し、これを痙咳という。また、痙咳発作の繰り返しをレプリーゼという。近年では、DPT三種混合ワクチン(ジフテリア・百日咳・破傷風)・DPT-IPV四種混合ワクチン(ジフテリア・百日咳・破傷風・不活化ポリオ)接種により患者数は減少している。

百日咳の経過と症状

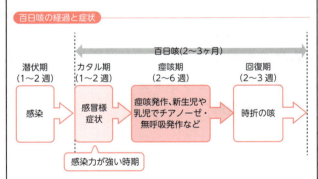

マイコプラズマ肺炎

主な症状 発熱、乾性咳嗽、胸痛

原因 肺炎マイコプラズマによる飛沫感染

検査・所見 X線検査、PCR法、**LAMP法**、CRP上昇、**赤沈**亢進

治療 抗菌薬(マクロライド系、ニューキノロン系、テトラサイクリン系)

ポイント マイコプラズマ肺炎は、若年層に好発する**非定型肺炎**であり、潜伏期間は通常2 ～ 3週間。原因菌であるマイコプラズマには細胞壁が存在しないため、細胞壁合成を阻害するβ-ラクタム系抗菌薬は無効である。治療はマクロライド系抗菌薬が第一選択だが、マクロライド耐性時にはニューキノロン系やテトラサイクリン系抗菌薬を使用する。予後は良好だが、中耳炎、髄膜炎(P.26参照)、胸膜炎(P.88参照)などの合併症をきたすことがある。

腸管出血性大腸菌(EHEC)感染症

主な症状 水溶性血便、腹痛、悪心・嘔吐

原因 EHEC(O-157など)の経口感染

検査・所見 検便検査

治療 安静、補液

ポイント EHECは下痢性大腸菌の中の1つであり、加熱により死滅する。EHECが産生するベロ毒素により、溶血性尿毒症症候群(HUS)や脳症に移行する(特に小児や高齢者)ことがあり、移行してしまうと予後が不良になるため注意が必要。抗菌薬の投与によりHUSを誘発するリスクがあるとも考えられているため、慎重に投与を検討する必要がある。止瀉薬や抗コリン薬などは菌の排出を止めてしまうため、使用しない。

偽膜性大腸炎

主な症状 発熱、腹痛、下痢(頻回)、粘性便(時に血便)

原因 抗菌薬による菌交代現象で*Clostridioides difficile*(CD)が増殖し、産生される毒素による大腸の炎症

検査・所見 検便検査、大腸内視鏡検査

治療 原因薬剤の中止、CD除菌療法(メトロニダゾールまたはバンコマイシンの経口投与)

ポイント 偽膜性大腸炎は、クリンダマイシン、アンピシリン、セフェム系、ニューキノロン系などの薬剤の投与で多く発症し、投与開始後1～2週間後に症状が見られる。菌交代現象とは、抗菌薬の使用により腸内常在細菌のバランスが乱れ、それらによって抑圧されていた別の細菌の異常増殖が起こることをいう。

P.129

結膜炎

主な症状 充血、眼脂(目やに)、異物感、流涙

原因 ウイルス感染、細菌感染、Ⅰ型アレルギー反応

検査・所見 症状から判断、眼科検査

治療 抗菌薬、抗アレルギー薬(H_1受容体遮断薬、ロイコトリエン受容体遮断薬など)、ステロイド薬など

ポイント 結膜炎は、ウイルスによる流行性角結膜炎、細菌性結膜炎、アレルギー性結膜炎に分類される。流行性角結膜炎の中では、アデノウイルスが原因となることが最も多い。アデノウイルスによる流行性角結膜炎を一般に「はやり目」といい、手指衛生の徹底・タオルは他者と共通のものを使用しない・お風呂は最後に入るなど、感染を拡大させない心がけが特に重要となる。

P.72

第7章

7-1 細菌感染症

尿道炎（下部尿路感染症）

主な症状 排尿痛、膿性・漿液性・粘液性分泌物

原因 淋菌やクラミジアなどの性感染

検査・所見 尿検査、尿培養検査

治療 淋菌性は β-ラクタム系抗菌薬、非淋菌性はテトラサイクリン系・マクロライド系抗菌薬

ポイント 尿道炎の多くが性感染症（STD）であり、淋菌による淋菌性尿道炎と、それ以外の非淋菌性尿道炎（大部分はクラミジア性）に分類される。若年男性に好発する。精巣上体炎を合併することもあり、男性不妊の原因にもなる。

P.88

肺結核

主な症状 2週間以上持続する咳、痰、血痰、発熱

原因 結核菌による飛沫核感染（空気感染）、飛沫感染

検査・所見 X線検査、喀痰塗抹検査、PCR法、**ツベルクリン反応、IFN-γ遊離試験**

治療 抗結核薬の多剤併用療法（初期治療では必ず3剤以上）

ポイント 肺結核は、血行性に全身に感染する。肺結核に伴う症状は肺がんや肺真菌症などでも見られるため、症状のみでの鑑別は難しい。肺結核の治療では、結核菌耐性菌の出現を防ぐために（結核菌に使用できる薬が限られているため）、多剤併用療法が用いられている。患者の薬の飲み忘れ・間違いなどによる不適切な治療による耐性菌の出現を防ぐために、WHOはDOTS（医療従事者の目の前で服薬させる）を推奨している。

145

後天梅毒

主な症状 第1 ~ 4期で変動する（下表参照）

原因 皮膚や粘膜からの梅毒トレポネーマの感染

検査・所見 梅毒血清反応（**STS法、TPHA法、FTA-ABS法**）

治療 アモキシシリン、ベンジルペニシリン（持続性）、テトラサイクリン系（ペニシリンアレルギーの場合）

ポイント 母子感染によるものを先天梅毒、性感染によるものを後天梅毒といい、ほとんど後天梅毒が占める。さらに症状が出現する顕性梅毒と、無症状だが梅毒血清反応が陽性の無症候性梅毒とに分類される。梅毒に特徴的な「バラ疹」は、蕁麻疹、風疹（P.163参照）、麻疹（P.162参照）などと間違えられることもあり、適切な治療を行わなかったり、放置してしまうと様々な臓器障害を起こす可能性がある。妊娠中に梅毒に罹患すると、高い確率で胎児に感染し、流産・死産の原因となる。

梅毒の病期と症状

病期	症状
<1期> 感染後〜 3週	倦怠感、体重減少、低血糖、精神障害、好酸球増加 初期硬結、硬性下疳、無痛性横痃 2 〜 3週間程度で一度無症状となる
<2期> 感染後3 ヶ月〜	色素沈着（顔面、口腔内、手指など） 微熱、倦怠感、リンパ節腫脹（全身性）、梅毒性バラ疹、丘疹性梅毒疹、梅毒性乾癬、扁平コンジローマなど
<3期>※近年では ほとんど見られない 感染後3年〜	結節性梅毒疹、大動脈炎、ゴム腫
<4期>※近年では ほとんど見られない 感染後10年〜	進行麻痺、大動脈炎、大動脈瘤など

淋菌感染症

主な症状 男性で尿道炎、女性で子宮頸管炎・尿道炎・骨盤内感染症

原因 淋菌による性感染

検査・所見 PCR法

治療 セフトリアキソン、スペクチノマイシン

ポイント 淋菌は、上記症状の他に咽頭・直腸感染(無症状が多い)、結膜炎なども引き起こすことがある。薬剤への耐性化が問題となっている。女性は症状が軽いことが多いが、放置すると骨盤内感染症などの上行性感染を引き起こすこともある。抗菌薬での治療が可能だが、未治療で放置すると男女ともに不妊の原因となってしまうことがある。

性器クラミジア感染症

主な症状 男性で尿道炎、女性で子宮頸管炎・咽頭感染

原因 クラミジアによる性感染

検査・所見 PCR法

治療 テトラサイクリン系・マクロライド系・ニューキノロン系抗菌薬

ポイント 性器クラミジア感染症は、性感染症の中で最も多く、淋病などと混合感染していることが多い。自覚症状がないことも多いが、放置すると男性の場合は精巣上体炎、女性の場合は骨盤内感染症など上行性感染を引き起こすこともある。抗菌薬での治療が可能だが、未治療で放置すると男女ともに不妊の原因となってしまうことがある。

髄膜炎

主な症状 発熱、意識障害、**髄膜刺激症状**、頭痛、嘔吐

原因 細菌、真菌、結核菌、ウイルスによる髄膜の感染

検査・所見 血液検査、髄液検査、PCR法

治療 原因菌に合わせた抗菌薬やステロイド薬

ポイント 髄膜炎は、小児に好発し、急性細菌性髄膜炎、結核性髄膜炎、亜急性髄膜炎、ウイルス性(無菌性)髄膜炎に分類される。

痂皮性(非水疱性)膿痂疹

主な症状 疼痛、膿疱、痂皮

原因 A群β溶血性連鎖球菌の感染

検査・所見 症状から判断

治療 ペニシリン系・セフェム系抗菌薬、抗アレルギー薬(H_1受容体遮断薬、ロイコトリエン受容体遮断薬など)

ポイント 痂皮性膿痂疹は、年齢・季節を問わずに発症する。黄色ブドウ球菌による水疱性膿痂疹と合わせて伝染性膿痂疹(とびひ)といい、湿疹や虫刺されなどの掻き壊しの部分から感染し、症状が広がる。痂皮とはいわゆる「かさぶた」を指す。

水疱性膿痂疹

主な症状 掻痒、水疱

原因 黄色ブドウ球菌の感染

検査・所見 症状から判断

治療 セフェム系抗菌薬

ポイント 水疱性膿痂疹は、乳幼児に好発し、夏季に多く見られる。痂皮性膿痂疹と合わせて伝染性膿痂疹(とびひ)といい、湿疹や虫刺されなどの掻き壊しの部分から感染し、症状が広がる。

蜂窩織炎(蜂巣炎)

主な症状 熱感、疼痛、発赤、腫脹

原因 黄色ブドウ球菌やA群β溶血性連鎖球菌の感染

検査・所見 症状から判断、血液検査

治療 セフェム系抗菌薬

ポイント 蜂窩織炎は、下肢に好発する、真皮深層及び皮下組織の急性膿皮症の1つである。敗血症(P.152参照)や壊死性筋膜炎(浅層筋膜に細菌性炎症を生じ、急速に壊死が広がる)に移行することがある。抗菌薬は局所への塗布ではなく、経口投与や注射による全身投与を行う。

第7章

7-1 細菌感染症

P.57

感染性心内膜炎

主な症状 感染症状、心症状、塞栓症状

原因 弁膜や心内膜に疣贅（ゆうぜい。イボの意）の形成

検査・所見 血液培養検査、超音波検査、X線検査

治療 原因菌に対する抗菌薬、全身所見に対する治療、手術療法

ポイント 感染性心内膜炎は、敗血症（P.152参照）、血管塞栓、心障害などを生じる全身性敗血症性疾患であり、様々な症状をきたす。疣贅とは、腔内異常血流などで生じた血管内壁の損傷部に血栓が生成され、そこに菌が付着・増殖したものをいう。感染性心内膜炎の治療は、原則として2〜8週間以上の抗菌薬投与が行われる。

P.88

胸膜炎

主な症状 胸痛、呼吸困難、咳、発熱

原因 胸水を伴う悪性腫瘍や感染による胸膜の炎症

検査・所見 胸水検査による原因特定

治療 原因疾患の治療、胸腔ドレナージ、ステロイド薬

ポイント 胸膜炎は、発症の原因により、がん性胸膜炎、結核性胸膜炎、細菌性胸膜炎、膠原病性胸膜炎などに分類されるが、がん性と結核性の割合が多い。

メチシリン耐性黄色ブドウ球菌（MRSA）感染症

主な症状 皮膚感染症、肺炎、心内膜炎、髄膜炎（P.26参照）

原因 MRSAの接触感染

検査・所見 感染部位の検体検査

治療 グリコペプチド系抗菌薬（バンコマイシン、テイコプラニンなど）

ポイント MRSA感染症は、メチシリンをはじめとするβ-ラクタム系薬に耐性を獲得した黄色ブドウ球菌による感染で、通常は院内感染で問題となる。わずかではあるものの、市中感染型のMRSA感染症も起こることがある。MRSAが黄色ブドウ球菌よりも病原性が強いということはなく、引き起こす症状も同じである。近年ではバンコマイシン耐性黄色ブドウ球菌（VRSA）の出現も問題となっている。

緑膿菌感染症

主な症状 呼吸器・尿路感染症、敗血症（P.152参照）

原因 外因性（医療従事者・医療器具）・内因性（菌交代）感染

検査・所見 感染部位の検体検査

治療 耐性が獲得されていない抗菌薬

ポイント 緑膿菌は健常人に対しては病原性が弱いが、免疫力が低下し、**日和見感染**が起こると上記症状の他にも様々な感染症状を引き起こす。水回りなどからも検出され、汚染された医療器具なども原因となる。近年では多剤耐性緑膿菌（ニューキノロン系・カルバペネム系・アミノグリコシド系に耐性）が問題となっている。

第7章

7-1 細菌感染症

破傷風

主な症状 開口障害、全身の強直性痙攣、弓なり反張

原因 創傷部からの破傷風菌感染

検査・所見 症状から判断(培養検査は陰性となることが多い)

治療 破傷風ヒト免疫グロブリン、抗菌薬(ペニシリンなど)、感染巣の除去

ポイント 予防としてワクチン(DPT-IPV)接種が普及しているため、発症数は少ない。破傷風の症状は**破傷風菌から産生された神経毒(テタノスパスミン)によるもの**だと考えられている。初期には顔の筋肉の収縮異常が現れることが多く、原因菌が中枢神経に到達すると全身性の痙攣が現れるようになる。身体を弓のようにのけ反らせた、弓なり反張の出現も特徴的である。

敗血症

主な症状 発熱、頻脈、血管透過性の亢進、全身炎症性反応、意識障害、循環障害

原因 感染症に対する制御不能な免疫反応による致死的な臓器障害

検査・所見 血液培養検査(抗菌薬投与前)、**qSOFA**

治療 診断後1時間以内に広域スペクトルの抗菌薬投与→原因菌判明後に狭域スペクトルの抗菌薬へ、感染巣の除去

ポイント 呼吸器、腹腔内、皮膚・軟部組織、血液、尿路、中枢神経系などで感染を起こすことが多く、二次的に様々な症状が発症する。敗血症の症状は主に**高サイトカイン血症**によるものである。進行すると死亡率が高くなるため、早期対応が重要となる。

7-2 ウイルス感染症

第7章
7-2 ウイルス感染症

単純ヘルペスウイルス (HSV)感染症

主な症状 HSV-1 (口内炎、口唇ヘルペス、角膜ヘルペス)、HSV-2(性器ヘルペス)

原因 HSVの接触感染

検査・所見 抗原・抗体検査

治療 抗ウイルス薬(バラシクロビル、アシクロビルなど)

ポイント ヘルペスウイルスはDNAウイルスである。症状が消えたとしてもHSV-1は三叉神経節に、HSV-2は腰仙髄神経節に潜伏し体内に残っており、免疫力低下や過労などにより再活性し症状を引き起こす(**回帰発症**)。HSVによって髄膜炎(P.26参照)や脳炎(P.26参照)を引き起こすことがある。

水痘・帯状疱疹ウイルス (VZV)感染症

主な症状 水痘(発熱、倦怠感、皮疹)、帯状疱疹(疼痛、感覚障害、皮疹)

原因 VZVの飛沫核感染(空気感染)・飛沫感染

検査・所見 症状から判断、血清抗体検査

治療 抗ウイルス薬(バラシクロビル、アシクロビル、アメナメビルなど)

ポイント 水痘・帯状疱疹ウイルス感染症は、冬から春にかけて感染しやすく、初感染は水痘(水疱瘡)として小児に発症するため、成人の90%以上が抗体を保有している。症状が消えたとしてもVZVは知覚神経節に潜伏し、**回帰発症**により帯状疱疹を発症する。両側を支配する知覚神経は存在しないため、症状は片側性となる。

153

エプスタイン・バール・ウイルス（EBV）感染症

主な症状 伝染性単核球症（発熱、咽頭炎、リンパ節腫脹、異型リンパ球出現）

原因 EBVの接触感染（唾液によるものが多い）

検査・所見 血液検査、抗体検査

治療 安静・対症療法による自然治癒

ポイント 多くの場合は小児〜青年の時期にEBVに感染し、無症状か風邪のような症状をきたすだけで自然治癒する。思春期以降に初めて感染すると、伝染性単核球症を発症することがある。特異的な抗ウイルス薬は開発されていない。

サイトメガロウイルス（CMV）感染症

主な症状 肺炎、肝炎、脳炎、網膜炎、腸炎、低出生体重児

原因 CMVによる接触感染・母子感染

検査・所見 血液検査、尿中検査

治療 抗ウイルス薬（ガンシクロビル、ホスカルネットなど）

ポイント 小児期にCMVに初感染するが、特に症状がない不顕性感染がほとんどであり、成人の多くは抗CMV抗体陽性である。しかし、抗体を持っていても免疫力の低下などによるウイルスの再活性化により症状を引き起こすことがある。また、妊娠中の初感染では胎児の奇形を招くため、もしも妊婦検診でCMVへの感染歴がない（抗CMV抗体陰性）ことがわかった場合には、出産まで感染リスクの低下に努める必要がある。

第7章

7-2 ウイルス感染症

ヒトヘルペスウイルス (HHV)6・7型感染症

主な症状 突発性発疹（発熱、発疹、下痢）

原因 HHV6・7型の感染

検査・所見 問診・診察

治療 安静・対症療法による自然治癒

ポイント 我が国では、2～3歳頃までに大半の小児がHHV6・7型に感染するため、成人の90％以上がウイルスに対する抗体を所持している。一般的に予後は良好である。特異的な抗ウイルス薬は開発されていない。

P.26

脳炎

主な症状 発熱、頭痛、**髄膜刺激症状**、髄液細胞増多

原因 主に単純ヘルペスウイルスによる脳実質の感染

検査・所見 PCR法

治療 抗ウイルス薬

ポイント 単純ヘルペスウイルスは1型（口唇ヘルペス）と2型（性器ヘルペス）があるが、単純ヘルペス脳炎の原因は1型が多い。初感染だけではなく、再活性化によって症状が起きる可能性もある。髄膜炎（P.26参照）を合併する場合がある。

インフルエンザウイルス感染症

主な症状 発熱（38℃以上）、倦怠感、頭痛、筋肉・関節痛

原因 インフルエンザウイルスの上気道からの感染

検査・所見 抗原迅速診断（イムノクロマト法、酵素免疫測定法）

治療 抗インフルエンザ薬（ノイラミニダーゼ阻害薬、キャップ依存性エンドヌクレアーゼ阻害薬など）

ポイント インフルエンザウイルスは、A型、B型、C型に分類されるが、主にA型とB型が臨床上では問題となる。インフルエンザ脳症（小児に多い）や肺炎（高齢者に多い）などの合併症を起こすことがある。インフルエンザ脳症（ライ症候群）のリスクを避けるために、解熱鎮痛薬としてアスピリンなどのNSAIDsは使用せず、アセトアミノフェンを使用する。インフルエンザウイルスに対するワクチンは、発病予防よりも重症化・死亡を防止する効果が期待される。

A型肝炎

主な症状 倦怠感、発熱、黄疸、肝腫大

原因 A型肝炎ウイルス（**HAV**）の経口感染（汚染された生水、貝類など）

検査・所見 HAV-RNA（＋）、IgM型HA抗体（＋）（発症後1週間以内に陽性、2～3ヶ月で消失）、IgG型HA抗体（＋）（過去の感染を示す）

治療 保存療法、劇症肝炎（P.97参照）の予防

ポイント A型肝炎ウイルスに感染することで急性肝炎を発症し、ほとんどが自然治癒して慢性化しないが、ごくまれ（0.1%）に劇症肝炎をきたすことがある。A型肝炎ウイルスはRNAウイルスに分類され、潜伏期間は2～6週間である。感染・治療後は終生免疫を獲得するため再感染はしない。ワクチン接種による感染予防が有効である。

P.94

B型肝炎（成人）

主な症状 倦怠感、発熱、黄疸、肝腫大

原因 B型肝炎ウイルス（**HBV**）の水平感染（性行為、針刺し事故など）・垂直感染（母子感染）

検査・所見 ウイルスマーカーの推移にて判断（感染後、抗体はHBc→HBe→HBsの順に陽性化する）

治療 保存療法、劇症肝炎（P.97参照）の予防、慢性化で薬物療法（DNAポリメラーゼ阻害薬、IFN製剤など）

ポイント B型肝炎は、ほとんどが不顕性感染で、20～30%の割合で急性肝炎を発症する。成人の場合だと約95%が自然治癒して慢性化しないが、わずか（5%未満）に慢性化することがあり、また、まれ（1%以下だがウイルス性肝炎の中で最多）に劇症肝炎をきたすことがある。B型肝炎ウイルスはDNAウイルスに分類され、潜伏期間は4～24週間である。感染・治療後は終生免疫を獲得するため再感染はしない。現在では、ワクチン接種や免疫グロブリンの投与により垂直感染からの発症・慢性化は減少している。

B型肝炎ウイルスマーカーの分類

マーカー	示す状態
HBV-DNA（+）	感染状態
HBs抗原（+）	感染状態
HBc抗原	現状では検査に利用されていない
HBe抗原（+）	ウイルスの高活動状態、強い感染力
HBs抗体（+）	既感染、ワクチン投与後
IgM-HBc抗体（+）	急性肝炎、慢性肝炎増悪期
IgG-HBc抗体（+）	HBVに感染状態（高値）、HBVの過去の感染（低値）
HBe抗体（+）	ウイルスの低活動状態、弱い感染力

第7章

7-2 ウイルス感染症

157

C型肝炎

主な症状 無症状、倦怠感、発熱、黄疸、肝腫大
原因 C型肝炎ウイルス(**HCV**)の血液感染(針刺し事故など)
検査・所見 HCV-RNA(+)(感染後から2〜3ヶ月後まで)、HCV抗体(+)(感染後4週以降)
治療 保存療法、慢性化の予防、抗ウイルス薬(リバビリン、ソホスブビル、IFN製剤など)

ポイント C型肝炎は、ウイルス性肝炎の中で最も慢性化しやすい。慢性化した場合は肝硬変(P.98参照)に進行しやすく、さらには肝細胞がん(P.181参照)を続発することもある。C型肝炎ウイルスはRNAウイルスに分類され、潜伏期間は2〜14週間である。

C型肝炎の経過

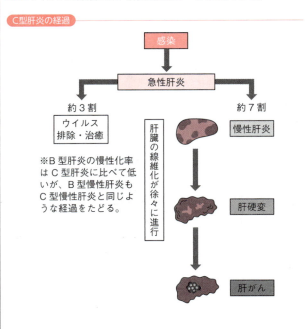

※B型肝炎の慢性化率はC型肝炎に比べて低いが、B型慢性肝炎もC型慢性肝炎と同じような経過をたどる。

後天性免疫不全症候群（AIDS）

主な症状 日和見感染、悪性腫瘍、AIDS脳症
原因 ヒト免疫不全ウイルス（HIV）の血液・体液・母乳を経由した感染
検査・所見 抗体・抗原検査、**CD4陽性T細胞**減少、HIV量増加
治療 抗HIV薬による多剤（3剤以上）併用療法、合併症対策

ポイント HIVは逆転写酵素を有するRNAウイルスで、レトロウイルス科に属する。AIDSとは、HIVによりCD4陽性T細胞が減少し、免疫機構が破壊されて細胞性免疫不全を起こし、日和見感染などを合併した状態である。単にHIVに感染した状態は、AIDSではなくHIV感染症という。HIV感染症の治療では、原則として、薬剤耐性が生じやすいことから、多剤併用療法（ART）で開始する。ARTは、核酸系逆転写酵素阻害薬を2剤に、プロテアーゼ阻害薬またはインテグラーゼ阻害薬を1剤組み合わせて内服するのが基本である。HIV感染症の治療目標は、血中ウイルス量を検出限界以下に抑え続けることである。主な感染経路は性行為（特に男性同士で多い）である。

AIDSの発症経過

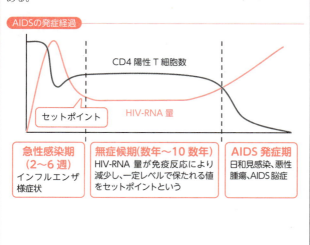

急性感染期 （2～6週）	無症候期（数年～10数年）	AIDS発症期
インフルエンザ様症状	HIV-RNA量が免疫反応により減少し、一定レベルで保たれる値をセットポイントという	日和見感染、悪性腫瘍、AIDS脳症

P.85

急性気管支炎

主な症状 咳、痰、発熱、倦怠感
原因 様々なウイルスや細菌の感染による下気道粘膜の急性炎症
検査・所見 臨床症状や時期・流行などを加味して総合的に診断
治療 保存療法(自然治癒する場合が多い)、対症療法
ポイント 急性気管支炎は、かぜ症候群と同時に、あるいは引き続いて見られることが多い。下気道とは、気管、気管支、肺のことをいう。

P.84

かぜ症候群

主な症状 鼻汁、鼻閉、咽頭痛、咳、痰、発熱、倦怠感、頭痛
原因 様々なウイルスや細菌の感染による上気道粘膜の急性炎症
検査・所見 臨床症状や時期・流行などを加味して総合的に診断
治療 保存療法(自然治癒する場合が多い)、対症療法
ポイント かぜ症候群の80〜90%がウイルス感染によるもので(ライノウイルスが最多、次いで従来型コロナウイルス)、その他、マイコプラズマ、一般細菌、肺炎クラミジアなども原因となる。上気道(鼻腔、咽頭、喉頭)の炎症が、下気道にまで波及して急性気管支炎などを発症することもある。主な感染経路は飛沫や接触によるものであるため、手洗い、うがいやマスクが感染予防において重要である。

咽頭結膜熱（プール熱）

主な症状 発熱、頭痛、結膜充血、眼痛、咽頭痛

原因 アデノウイルスの飛沫感染・接触感染

検査・所見 抗原検出キット、PCR法

治療 解熱や鎮痛などの対症療法（特異的な治療法はない）

ポイント 夏に流行することからプール熱とも呼ばれるが、プール以外でも感染する。アデノウイルスはエンベロープを持たない正20面体構造のDNAウイルスである。

ウイルス性下痢

主な症状 発熱、下痢、悪心・嘔吐、腹痛

原因 ノロウイルス・ロタウイルスなどの経口感染・接触感染

検査・所見 症状から判断、抗原検査キット、PCR法

治療 水分補給などの対症療法（特異的な治療法はない）

ポイント ノロウイルスは全年齢、ロタウイルスは乳幼児に好発する。糞便・汚物などがエアロゾルとなって飛沫・粉塵感染することもあり、集団感染がしばしば問題となる。感染予防として石鹸による手洗い（ノロ・ロタ両ウイルス共にエンベロープという脂質の膜構造を持たないため、アルコール手指消毒薬は無効）、食品の加熱、汚染物に対する次亜塩素酸ナトリウムの使用などが有効である。

麻疹（はしか）

主な症状 病期により異なる（下表参照）

原因 麻疹ウイルスによる飛沫核感染（空気感染）・飛沫感染・接触感染

検査・所見 抗体検査

治療 対症療法（特異的な治療法はない）

ポイント 麻疹ウイルスは一本鎖RNAウイルスである。発熱、解熱、発熱という経過をたどる（二峰性の発熱）。発症から3日ほどで口腔内に白い粟状のコプリック斑が形成され、この時期（カタル期）の感染力が最も強い。麻疹では、肺炎や脳炎を合併することがあり、麻疹の2大死因となっている。**生ワクチン**（MR混合ワクチン）の2回定期接種による予防が重要となる。麻疹では、消失した湿疹に色素沈着を伴う。麻疹における児童の登校開始時期は、解熱後3日である。

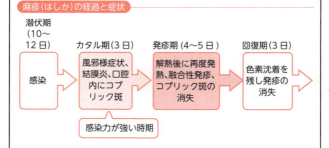

麻疹（はしか）の経過と症状

風疹（三日はしか）

主な症状 風邪様症状、リンパ節腫脹、非融合性発疹

原因 風疹ウイルスの飛沫感染・接触感染・母子感染

検査・所見 急性期にて特異的IgM抗体（+）

治療 対症療法（特異的な治療法はない）

ポイント 風疹ウイルスは一本鎖RNAウイルスである。免疫が不十分な妊婦が風疹ウイルスに感染すると、出生児に先天性風疹症候群（白内障、先天性心疾患、難聴など）をきたすことが多い。生ワクチン（MR混合ワクチン）接種による予防が重要となる。風疹では消失した湿疹に色素沈着は伴わない。風疹罹患後の児童の登校可能時期は、発疹消失後である。

流行性耳下腺炎（おたふくかぜ）

主な症状 唾液腺の腫脹・圧痛、嚥下痛、発熱

原因 ムンプスウイルスの飛沫感染・接触感染

検査・所見 症状から判断、急性期にてIgM抗体（+）

治療 対症療法（特異的な治療法はない）

ポイント ムンプスウイルスは一本鎖RNAウイルスである。流行性耳下腺炎は、3～6歳（4歳がピーク）に好発する。無菌性髄膜炎や思春期以降の男性で精巣炎（睾丸炎）などの合併症をきたすことがある。予防のためのワクチンが存在する。

7-3 真菌感染症

第7章

7-3 真菌感染症

表在性カンジダ症

主な症状 口腔咽頭カンジダ症、腟カンジダ症

原因 宿主の免疫機能低下による**日和見感染**

検査・所見 生検培養検査

治療 抗真菌薬[ミコナゾール(外用)、アムホテリシンB(内服)など]

ポイント 皮膚や粘膜の表皮、爪、毛髪などに生じるものを表在性カンジダ症という。原因菌は*Candida albicans*で常在真菌であるが、AIDS(P.159参照)、抗悪性腫瘍薬・ステロイド薬の投与などでの免疫力の低下により感染を起こす。

深在性カンジダ症

主な症状 カンジダ血症、播種性カンジダ、眼内炎

原因 宿主の免疫機能低下による**日和見感染**

検査・所見 血液培養検査

治療 抗真菌薬注射(アゾール系、アムホテリシンB、ミカファンギンなど)

ポイント 深部臓器・組織に感染したものを深在性カンジダ症という。血管内のカテーテル留置部や、手術・化学療法などで損傷した消化管粘膜から血行性にカンジダが侵入し、カンジダ血症を生じ、全身性の播種性病変(播種性カンジダ)として複数の臓器に病変を形成する。

肺アスペルギルス症

主な症状 咳、痰、発熱
原因 アスペルギルスの経気道感染
検査・所見 β-D-グルカン値上昇、抗原・抗体検査、X線検査
治療 抗真菌薬(アゾール系、ミカファンギンなど)
ポイント 肺アスペルギルス症は、肺アスペルギローマ、慢性進行性肺アスペルギルス症、侵襲性肺アスペルギルス症に分類され、このうち肺アスペルギローマが大半を占める。肺アスペルギルス症は、肺真菌症の中で最も発症頻度が高く、免疫不全(好中球減少症、ステロイド薬・免疫抑制薬の服用)患者で発症しやすい。

肺アスペルギルス症の分類

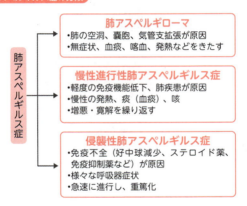

肺アスペルギルス症

- **肺アスペルギローマ**
  - 肺の空洞、嚢胞、気管支拡張が原因
  - 無症状、血痰、喀血、発熱などをきたす

- **慢性進行性肺アスペルギルス症**
  - 軽度の免疫機能低下、肺疾患が原因
  - 慢性の発熱、痰（血痰）、咳
  - 増悪・寛解を繰り返す

- **侵襲性肺アスペルギルス症**
  - 免疫不全（好中球減少、ステロイド薬、免疫抑制薬など）が原因
  - 様々な呼吸器症状
  - 急速に進行し、重篤化

白癬

主な症状 掻痒、鱗屑、紅斑、びらん、角化、水疱

原因 皮膚糸状菌(白癬菌)

検査・所見 検体のKOH直接鏡検、培養検査

治療 内服または外用抗真菌薬(アゾール系、テルビナフィンなど)

ポイント 白癬菌はケラチンが栄養源となるため、角化組織に感染しやすく、感染部位により頭部白癬、体部白癬、手白癬、股部白癬、足白癬(最多)、爪白癬に分類される。足白癬はいわゆる「水虫」である。頭部・爪・深在性白癬には内服抗真菌薬(イトラコナゾールなど)が第一選択となる。さらなる感染拡大を招くため、通常はステロイド薬を使用しない。**症状が改善しても、白癬菌が残っている場合があるため、自己判断で抗真菌薬を中止してはいけない。**

ニューモシスチス肺炎

主な症状 発熱、乾性咳嗽、呼吸困難

原因 免疫不全状態者が真菌の*Pneumocystis jirovecii*による感染

検査・所見 X線検査にてびまん性すりガラス様陰影、β-D-グルカン値上昇

治療 ST合剤、ペンタミジン、アトバコン

ポイント AIDS(P.159参照)、白血病、ステロイド薬・免疫抑制薬、臓器・骨髄移植などにより免疫低下を起こしている患者に起こりやすい疾患である。AIDSの指標疾患でもある。

7-4　原虫・寄生虫感染症

赤痢アメーバ症

主な症状 大腸炎（粘血便下痢、**しぶり腹**、腹痛）、肝膿瘍（発熱、右下腹部痛）

原因 汚染飲食物による経口感染

検査・所見 X線検査、糞便の鏡検、抗体検査

治療 メトロニダゾールの投与（内服、注射）

ポイント 赤痢アメーバ症は、感染者の糞便による感染や、性感染でも見られる。

マラリア

主な症状 発熱、貧血、脾腫

原因 マラリア原虫を有する雌ハマダラカによる吸血

検査・所見 病原体検出、抗原検査

治療 抗マラリア薬（キニーネ、プリマキンなど）

ポイント マラリアは、ハマダラカの生息する熱帯・亜熱帯地域で流行している。用いられる抗マラリア薬はマラリアの種類・重症度などから選ばれる。また、防蚊対策や抗マラリア薬による予防も有効である。世界におけるマラリアでの死者数は年間40万人前後と非常に多く、その90％以上がアフリカ地域に起因する。

第7章

7-4 原虫・寄生虫感染症

腟トリコモナス症

主な症状 泡状の悪臭性の帯下増加、腟炎、掻痒

原因 トリコモナス原虫による性感染

検査・所見 分泌物検査、培養検査

治療 患者及び性的接触者の両者にメトロニダゾールもしくはチニダゾール

ポイント 性行為以外でも衣類、便器、検査台などを介しても感染することがある。男性は感染しても無症状であることが多く、女性だけが治療をしてもパートナーである男性が未治療のままであった場合には感染を繰り返してしまう。卵管の炎症を引き起こし、女性側の不妊の原因となることがある。

回虫症

主な症状 咳、呼吸困難、消化器症状

原因 回虫の虫卵の経口感染

検査・所見 便の虫卵・成虫、鼻腔・口腔から排出された成虫、痰中の肺内移行幼虫の同定、X線検査

治療 駆虫薬(ピランテル、イベルメクチンなど)、虫体摘出

ポイント 虫卵が経口摂取され、小腸内で孵化し小腸壁→肝臓→肺と移動し成長した後に気道→咽頭→消化管へ移行し成虫となる。

168

蟯虫症

主な症状 無症状、肛門周囲に掻痒感

原因 蟯虫の虫卵の経口感染

検査・所見 スコッチテープ法(朝一番に肛門周囲に貼付したセロファンテープ上の虫卵を低倍率の顕微鏡で同定)

治療 ピランテル(成虫に有効)

ポイント 蟯虫症は、小児に好発する。虫卵が経口摂取され、十二指腸で孵化し、盲腸で成虫となる。産卵時期では夜間に肛門周囲に移動して産卵するため、スコッチテープ法は朝に行われる。

アニサキス症

主な症状 胃アニサキス症(**心窩部**痛、悪心・嘔吐)、腸アニサキス症(下腹部痛、悪心・嘔吐)、消化管外アニサキス症

原因 アニサキスが寄生している魚介類(サバ、タラ、イカなど)の生食

検査・所見 胃内視鏡検査、超音波・X線検査(腸アニサキス症)

治療 胃内視鏡検査時に虫体摘出

ポイント 胃アニサキス症が発症のほとんどを占め、原因食品摂取後2〜9時間で発症する。アニサキスに対する駆虫薬は存在しないが、アニサキスは約1週間で自然に死亡する。診察時の食歴の聴取が重要となる。アニサキス症は、食品の加熱や冷凍によって防ぐことが可能である。

急性骨髄性白血病（AML）

主な症状 汎血球減少症（発熱、貧血、出血傾向、易感染性）、肝脾腫

原因 白血球系の骨髄系幹細胞の遺伝子異常により、未熟な白血球細胞（骨髄芽球）が異常増殖

検査・所見 骨髄細胞MPO染色（+）≧3%、骨髄中の骨髄芽球増加、白血病裂孔（+）、染色体・遺伝子検査

治療 化学療法、骨髄移植、分子標的薬（ゲムツズマブオゾガマイシン、FLT3阻害薬、ベネトクラクスなど）

ポイント 急性骨髄性白血病は、高齢男性に好発（若年発症もある）する、急性白血病の中の1つの疾患である。FAB分類によるAML（M_0〜M_7）はリンパ系以外の腫瘍の総称である。予後良好群にはNPM1遺伝子やCEBPA遺伝子が見られ、予後不良群にはFLT3-ITD遺伝子・MLL-PTD遺伝子・KIT遺伝子が見られる。予後の推測は、治療方針を立てるためにとても重要となる。

予後良好AMLの治療（APLを除く）

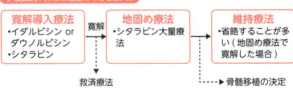

各分化過程における末梢血・白血球細胞数

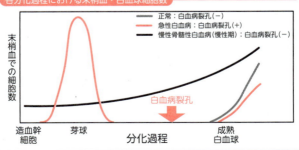

急性前骨髄球性白血病（APL/M₃）

主な症状 汎血球減少症（発熱、貧血、出血傾向、易感染性）、肝脾腫

原因 白血球系の骨髄系幹細胞の遺伝子異常により、未熟な白血球細胞（前骨髄球）が異常増殖

検査・所見 骨髄細胞MPO染色（+）≧3%、染色体・遺伝子検査にて15番染色体と17番染色体の相互転座によるPML-RARA融合遺伝子の証明

治療 ビタミンA誘導体による分化誘導療法、化学療法、骨髄移植

ポイント 急性前骨髄球性白血病は、急性骨髄性白血病（AML）の中の1つの亜型である。AMLと治療方法が異なる。高頻度で播種性血管内凝固症候群（DIC）（P.64参照）を合併する。ビタミンA誘導体（トレチノイン、タミバロテン）は、白血病細胞を分化誘導し、アポトーシスにより死滅させ、高い寛解率を得ている。また、ビタミンA誘導体は抗DIC作用も持つため、APLを疑われる場合には早期に投与を行う。ただし、初期治療時の分化症候群や播種性血管内凝固症候群（DIC）といったリスクに注意が必要である。

APLの治療

寛解導入療法	→ 寛解	地固め療法	→	維持療法
・ビタミンA誘導体（トレチノイン、タミバロテン） ・イダルビシン or ダウノルビシン ・シタラビン		・イダルビシン or ダウノルビシン ・シタラビン ・ビタミンA誘導体（トレチノイン、タミバロテン）		・ビタミンA誘導体（トレチノイン、タミバロテン） ・メルカプトプリン ・メトトレキサート

┄┄┄▶ 骨髄移植の決定

急性リンパ性白血病（ALL）

主な症状 汎血球減少症（発熱、貧血、出血傾向、易感染性）、肝脾腫

原因 リンパ系幹細胞の遺伝子異常により、未熟な白血球（リンパ芽球）が異常増殖

検査・所見 骨髄細胞**MPO染色**（+）＜3％、骨髄中の芽球増加、染色体・遺伝子検査

治療 化学療法、骨髄移植、**CAR-T細胞療法**

ポイント 急性リンパ性白血病は、小児に好発する急性白血病の中の1つの疾患である。急性骨髄性白血病に比べて中枢神経浸潤が多いため、中枢神経症状（精神症状、頭痛、嘔吐など）への予防が重要となる。主に慢性骨髄性白血病（CML）で見られる**フィラデルフィア（Ph）染色体**がALLの10〜15％ほどで見られ、その場合にはイマチニブが使用できる（**寛解**導入療法・地固め療法・維持療法と併用）。

ALLの治療

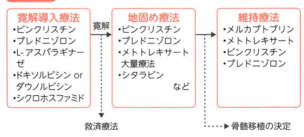

腫瘍崩壊症候群（TLS）

主な症状 高K血症、高P血症、高尿酸血症、乳酸アシドーシス
原因 抗悪性腫瘍薬や放射線治療による腫瘍細胞の破壊
検査・所見 血液検査、尿検査、尿量測定
治療 補液、尿量確保(2L/日以上)、尿のアルカリ化、高尿酸血症の改善・予防（アロプリノール、フェブキソスタット、ラスブリカーゼ）、**血液浄化療法**

ポイント 腫瘍崩壊症候群は、治療開始後12〜72時間以内に発症する。高K血症により不整脈や心停止、高尿酸血症により腎障害、高P血症により二次的に低Ca血症も引き起こす。腫瘍崩壊症候群は、白血病、**悪性リンパ腫**、多発性骨髄腫などの、化学療法が効きやすく、増殖スピードが速い腫瘍で起こりやすい。それらの場合は、腫瘍崩壊症候群による高尿酸血症が原因の痛風腎への対策が必要となる。S状結腸がんなどの固形がんでは腫瘍崩壊症候群の発生頻度は低く、対策は必須ではない。腫瘍崩壊症候群を予防するために水分摂取を患者に促すことも重要である（尿酸結石の形成を防ぐことで腎機能の低下を防ぐ）。

腫瘍崩壊症候群の症状

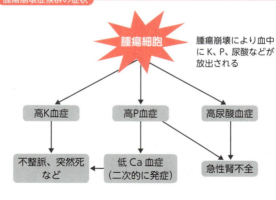

慢性骨髄性白血病（CML）

主な症状 無症状、発熱、倦怠感、肝脾腫

原因 フィラデルフィア(Ph)染色体により、BCR-ABL融合遺伝子が形成され、それによるBCR-ABLチロシンキナーゼの生成

検査・所見 白血球数(特に好中球)増加、白血病裂孔(-)、Ph染色体(+)、尿酸値・LDH値上昇、NAPスコア(慢性で低値、急性転化で高値)

治療 分子標的薬(イマチニブなど)、骨髄移植、インターフェロン療法、化学療法

ポイント BCR-ABLチロシンキナーゼにより、骨髄系幹細胞の腫瘍性増殖が起こるものの、分化能は保たれているため、各成熟段階の好中球へと分化・成熟する[白血病裂孔(-)]。分子標的薬の誕生以前は、数年に及ぶ慢性期から移行期を経て、急性転化(分化能を失った異常骨髄系幹細胞が増加し、急性白血病に似た状態になり、白血病裂孔も見られる)をきたし、死に至るとされていた。しかし、現在は分子標的薬によって急性転化を防ぐことが可能になってきた。

フィラデルフィア(Ph)染色体とBCR/ABL融合遺伝子の組成

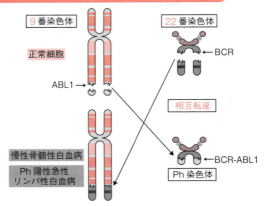

出典：大野竜三「わかりやすい白血病の話」―患者さんと家族のために―
(2011年10月・改訂第5版)
https://www.jalsg.jp/leukemia/cause.html

慢性リンパ性白血病（CLL）

主な症状 無症状、発熱、倦怠感、リンパ節腫脹、肝脾腫、自己免疫性溶血性貧血、易感染性

原因 成熟B細胞がクローン性に異常に腫瘍性増殖を起こす

検査・所見 末梢血で白血球数[主に成熟Bリンパ球様細胞（腫瘍細胞）]増加

治療 無症状時は経過観察、症状出現時で化学療法（BTK阻害薬、フルダラビン、シクロホスファミド、リツキシマブなど）

ポイント 慢性リンパ性白血病の発症率は、日本人の白血病患者のうち3％程度である。無症状の患者が多く、健康診断などでリンパ球の増加を指摘され発見されることがある。異常B細胞が増殖するため、自己抗体が産生されて自己免疫性疾患を合併しやすくなる。

ホジキンリンパ腫（HL）

主な症状 無痛性リンパ節腫脹、B症状（発熱、体重減少、寝汗）

原因 リンパ球（B細胞）が腫瘍化し異常増殖

検査・所見 リンパ節生検、LDH値・CRP上昇、赤沈亢進

治療 放射線療法、ABVD療法

ポイント ホジキンリンパ腫は、若年層と中高年に好発する悪性リンパ腫の中の1つの疾患である。リンパ節生検にてB細胞由来のホジキン細胞やリード・スタンバーグ細胞という特徴的な腫瘍細胞の出現のため、他のリンパ腫と区別されている。

非ホジキンリンパ腫(NHL)

主な症状 リンパ節腫脹(あらゆる臓器に浸潤)、**B症状**(発熱、体重減少、寝汗)

原因 リンパ球(**B細胞**、**T細胞**、**NK細胞**)が腫瘍化し異常増殖

検査・所見 病変部生検、可溶性IL-2受容体数増加、LDH上昇

治療 放射線療法、**CHOP療法**[**CD20抗原陽性B細胞**腫瘍の場合はリツキシマブを併用(R-CHOP)]、**CAR-T細胞療法**

ポイント 非ホジキンリンパ腫はホジキンリンパ腫以外の**悪性リンパ腫**をいい、日本人の悪性リンパ腫のうち約90%を占める。主にB細胞由来の腫瘍が原因となる。病変が胃限局期症例のMALTリンパ腫は、ピロリ菌の除菌が適応となる。ピロリ菌の除菌によりリンパ腫が小さくなることがある。

成人T細胞白血病/リンパ腫(ATL)

主な症状 リンパ節腫脹、肝脾腫、皮膚病変、免疫不全

原因 **ヒトT細胞白血病ウイルス(HTLV-1)**が**T細胞**に感染し、がん化したATL細胞の異常増殖

検査・所見 花弁**状核**(+)、可溶性IL-2受容体・LDH・Ca上昇

治療 **VCAP-AMP-VECP療法**、モガムリズマブ、**造血幹細胞移植**

ポイント 成人T細胞白血病/リンパ腫は、HTLV-1(レトロウイルス科に属するRNAウイルス)により引き起こされる。難治性の白血病またはリンパ腫の病態を示す。HTLV-1キャリアは九州南西部に多いが、キャリアのうち実際に発症するのはごく一部である。

多発性骨髄腫(MM)

主な症状 骨痛、骨折、貧血、易感染性、高Ca血症、腎障害

原因 骨髄における形質細胞の腫瘍性・単クローン性増殖と、そこから産生される単クローン性免疫グロブリン(M蛋白)の増加

検査・所見 X線検査で骨打ち抜き像、赤血球の連銭形成(M蛋白増加による過粘稠度症候群)、血清M蛋白増加、正常免疫グロブリン減少、赤沈亢進、尿検査でベンス・ジョーンズ蛋白増加

治療 自家造血幹細胞移植、化学療法、CAR-T細胞療法、免疫調節薬、プロテアソーム阻害薬

ポイント 多発性骨髄腫は、高齢者に好発する。形質細胞とはBリンパ球系列の最終分化細胞である。ベンス・ジョーンズ蛋白は、免疫グロブリンL鎖からなるM蛋白質であり、腎機能障害を引き起こす原因となる。合併症には支持療法(高Ca血症・骨痛でビスホスホネート製剤やデノスマブ、貧血でエリスロポエチン製剤や輸血)を行う。

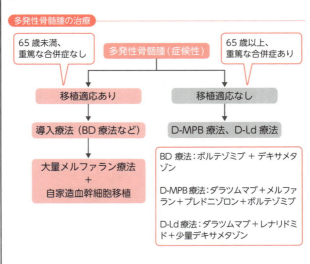

多発性骨髄腫の治療

大腸がん（散発性）

主な症状 便通異常、血便、腹痛

原因 環境因子の曝露による大腸粘膜上皮の遺伝子変異

検査・所見 便潜血反応、腫瘍マーカー（CEA、CA19-9）、下部消化管内視鏡検査（生検）、注腸造影検査

治療 内視鏡治療、手術療法、化学療法（FOLFOX、FOLFIRI、CAPOX）、分子標的薬（ベバシズマブ、セツキシマブなど）

ポイント 発生部位により結腸がん、直腸がんに分類され、S状結腸・直腸に好発する。組織型はほとんどが腺がんである。また、発生機序による分類で散発性の他に遺伝子性、colitic cancer（潰瘍性大腸炎などを原因とするもの））に分類される。発生に関与する遺伝子として**RAS遺伝子**、**p53遺伝子**、**APC遺伝子**、**DCC遺伝子**などがある。大腸がんの血行性転移では肝臓への転移が最も多い。

大腸がんの分類と症状

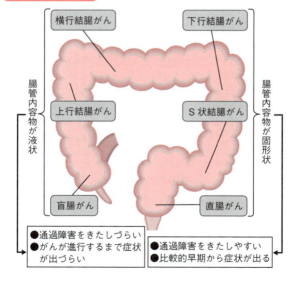

胃がん

主な症状 心窩部痛、黒色便、悪心・嘔吐、体重減少、消化管出血

原因 ピロリ菌感染による持続的な胃粘膜炎症による腸上皮化生

検査・所見 内視鏡検査、X線検査、胃生検、腫瘍マーカー（CEA、CA19-9）、**ボルマン分類**

治療 内視鏡的粘膜切除、手術療法、化学療法（**S-1**＋白金製剤など）、分子標的薬（トラスツズマブ、ラムシルマブ、トラスツズマブ デルクステカン、免疫チェックポイント阻害薬など）

ポイント 胃がんの多くは腺がんであり、約20％にHER2の発現が認められる。ピロリ菌の他に、喫煙や高塩分食も危険因子となる。がんの胃壁深達度が粘膜層・粘膜下層にとどまるものを早期胃がん、それ以上のものを進行胃がんという。胃切除後には**ダンピング症候群**や巨赤芽球性貧血、鉄欠乏性貧血の発生が問題となる。

ボルマン分類

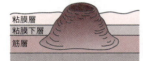

1型　腫瘤型

がんが粘膜上に盛り上がっており、周囲の粘膜との境界が明瞭。

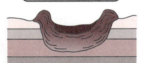

2型　潰瘍限局型

潰瘍を形成し、潰瘍の周囲の胃壁が肥厚して盛り上がる。周囲の粘膜との境界が比較的明瞭。

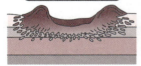

3型　潰瘍浸潤型

潰瘍を形成し、潰瘍の周囲の胃壁が肥厚して盛り上がるが、周囲粘膜との境界が不明瞭。

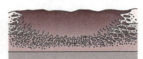

4型　びまん浸潤型

明らかな潰瘍形成も潰瘍周囲の盛り上がりもない。胃壁の肥厚・硬化が特徴。病巣と周囲粘膜との境界が不明瞭。

5型（分類不能）　上記1〜4型のいずれにも分類できないもの

食道がん

主な症状 嚥下障害、胸痛、嗄声、体重減少
原因 加齢、喫煙、アルコール、熱い食事、胃食道逆流症
検査・所見 X線検査、腫瘍マーカー(SCC)
治療 内視鏡的治療、手術療法、化学療法(フルオロウラシル＋白金製剤など)、分子標的薬(セツキシマブ、免疫チェックポイント阻害薬)、放射線治療、術前DCF療法
ポイント 食道がんの多くは扁平上皮がんであり、胸部中部食道に発生することが多い。早期では多くが無症状で、進行に伴い症状や転移などが起こる。食道がんの術後にも**ダンピング症候群**(胃切除により、摂取した食物が胃に貯留されず、食道から一気に小腸に流れ込むために起きる症状)を引き起こすことがある。

食道の部位

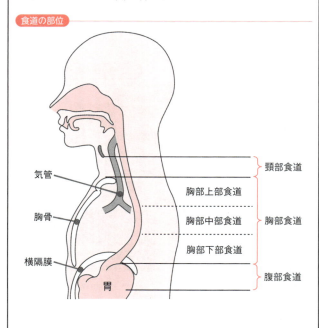

肝がん（肝細胞がん）

主な症状 腹痛、腹部膨満感、黄疸、発熱、倦怠感

原因 C型肝炎ウイルス（約60%）、B型肝炎ウイルス（約15%）による慢性肝炎・肝硬変

検査・所見 AST・ALT 上昇（AST＞ALT）、腫瘍マーカー（PIVKA-Ⅱ、AFP）、超音波検査、CT検査、肝生検

治療 手術療法、穿刺局所療法、塞栓療法、化学療法、分子標的薬（ソラフェニブ、免疫チェックポイント阻害薬など）、肝移植

ポイント 肝がんは、原発性肝がんと転移性肝がんに分類され、頻度は転移性肝がんのほうが高い。さらに、原発性肝がんは肝細胞がん、肝内胆管がんに分類され、ほとんどは肝細胞がんである。発症初期の自覚症状はほとんど見られない。黄疸が見られるのは末期である。

膵がん

主な症状 腹痛、腰背部痛、黄疸、体重減少

原因 喫煙、家族歴、糖尿病、肥満、慢性膵炎

検査・所見 超音波検査、CT検査、MRI、腫瘍マーカー（CA19-9、Span-1）

治療 手術療法、化学療法（FOLFIRINOX、ゲムシタビン、S-1など）、分子標的薬（PARP阻害薬など）

ポイント 膵がんは高齢者に好発し、膵管上皮または膵実質細胞から発生する悪性腫瘍で、大部分が外分泌を担う膵管上皮から発生し、残りが腺房細胞がん、神経内分泌腫瘍などである。膵尾部に発生する場合は、インスリン分泌障害により二次性糖尿病を生じる。早期発見が難しく、進行も速いため発見時には進行していることが多く、極めて予後不良である。

胆嚢がん

主な症状 腹痛、腹部膨満感、悪心・嘔吐、体重減少、黄疸

原因 胆嚢結石、膵胆管合流異常

検査・所見 超音波検査、CT検査、MRI、腫瘍マーカー(CEA、CA19-9)

治療 手術療法、化学療法(ゲムシタビン＋白金製剤)、放射線療法、分子標的薬(FGFR阻害薬、免疫チェックポイント阻害薬など)

ポイント 胆嚢がんは高齢女性に好発し、胆嚢または胆嚢管に発生する悪性腫瘍で、大部分は腺がんである。FGFR2融合遺伝子陽性の場合、FGFR阻害薬が使用されることもある。

胆管がん

主な症状 黄疸、腹痛、白色便、掻痒、悪心・嘔吐、体重減少

原因 膵胆管合流異常、原発性硬化性胆管炎

検査・所見 超音波検査、CT検査、MRI、腫瘍マーカー(CEA、CA19-9)

治療 手術療法、化学療法(ゲムシタビン、白金製剤、S-1など)、放射線療法、分子標的薬(FGFR阻害薬、免疫チェックポイント阻害薬など)

ポイント 胆管がんは高齢男性に好発し、その多くは腺がんである。胆管がんは、胆管に発生するがんの総称で、肝内胆管から発生する肝内胆管がんと、胆管(肝門部胆管、総肝管、総胆管)に発生する肝外胆管がんに分類される。初期には無症状であることが多い。FGFR2融合遺伝子陽性の場合、FGFR阻害薬が使用されることもある。

肺扁平上皮がん（非小細胞肺がん）

主な症状 咳、痰（血痰）、喘鳴、呼吸困難、**ばち指**、高Ca血症

原因 様々な化学物質（クロム、アスベストなど）の吸引曝露

検査・所見 X線検査、CT検査、腫瘍マーカー（SCC、CYFRA21-1）

治療 手術療法、化学療法、免疫チェックポイント阻害薬、放射線療法

ポイント 肺扁平上皮がんは男性に好発し、喫煙との相関性が極めて強い。肺門部の近くで発生することが多く、気管を通して比較的早期に血痰などの症状が出現する。進行すると血行性転移（脳転移が最多）・リンパ行性転移が起こる。

肺大細胞がん（非小細胞肺がん）

主な症状 咳、痰（血痰）、喘鳴、呼吸困難

原因 様々な化学物質（クロム、アスベストなど）の吸引曝露

検査・所見 X線検査、CT検査、腫瘍マーカー（CEA、SLX）、遺伝子検査でEGFR遺伝子変異（＋）・ALK融合遺伝子（＋）

治療 肺腺がん（P.184参照）に準ずる

ポイント 肺大細胞がんは、肺がんの約5％を占め、多くは肺野で発症する。詳細はわかっておらず、腺がんと一緒に非扁平上皮がんに分類することがある。早期から血行性転移（脳転移が最多）・リンパ行性転移を生じる。

肺腺がん（非小細胞肺がん）

主な症状 咳、痰(血痰)、喘鳴、呼吸困難、**ばち指**

原因 様々な化学物質(クロム、アスベストなど)の吸引曝露

検査・所見 X線検査、CT検査、腫瘍マーカー(CEA、SLX)、遺伝子検査でEGFR遺伝子変異(+)・ALK融合遺伝子(+)

治療 手術療法、化学療法(白金製剤、ペメトレキセドなど)、分子標的薬(EGFR阻害薬、免疫チェックポイント阻害薬など)、放射線療法

ポイント 肺腺がんは、女性の肺がんでは割合が高く、喫煙との関係性は明らかではない。血行性転移(脳転移が最多)が見られるが、他の肺がんと比べて進行が遅いこともある。遺伝子検査で変異(EGFR遺伝子変異、ALK融合遺伝子、**ROS1融合遺伝子**、**BRAF遺伝子**、**MET遺伝子**、**RET**融合遺伝子変異など)が見つかった場合、変異に応じた治療薬を使用する。変異がない場合やPD-L1が高発現している場合、免疫チェックポイント阻害薬を使用することもある。非進行症例では、がんが肺の一部にとどまっており、手術で完全に取り除くことができるため手術療法が優先される。

非小細胞肺がんの主な治療薬

治療薬	特徴
オシメルチニブ ゲフィチニブ エルロチニブ アファチニブ	・EGFR遺伝子変異陽性例に使用するEGFR阻害薬 ・副作用に、間質性肺炎、急性肺障害、皮膚障害などがある
クリゾチニブ アレクチニブ	・ALK融合遺伝子陽性例に使用するALK阻害薬 ※クリゾチニブはROS1阻害作用もある
テポチニブ	・MET遺伝子変異陽性例に使用するMET阻害薬
セルペルカチニブ	・RET融合遺伝子陽性例に使用するRET阻害薬

小細胞肺がん

主な症状 咳、痰(血痰)、喘鳴、呼吸困難、クッシング症候群(P.122参照)

原因 様々な化学物質(クロム、アスベストなど)の吸引曝露

検査・所見 X線検査、CT検査、腫瘍マーカー(NSE、Pro-GRP)

治療 化学療法、免疫チェックポイント阻害薬、放射線治療

ポイント 小細胞肺がんは、中高年以降の男性に好発し、喫煙との相関性が強く、肺門部に発生することが多い。肺がんの中で最も進行速度が速いため、早期から血行性転移(脳転移が最多)・リンパ行性転移し、手術不能なことが多く予後不良である。肺がんの中では、化学療法・放射線治療の感受性が最も高く、転移の頻度も最も高い。肺がんにおいて、小細胞肺がんより非小細胞肺がん[腺がん(P.184)、扁平上皮がん(P.183)、大細胞がん(P.183)]の患者数のほうが圧倒的に多い。

小細胞肺がんの主な治療法

治療法	使用薬剤	特徴
PE療法	シスプラチン エトポシド	・シスプラチンの嘔吐対策として、5-HT₃受容体遮断薬(グラニセトロンなど)、NK₁受容体遮断薬(アプレピタントなど)、デキサメタゾン、D₂受容体遮断薬などを用いる
CE療法	カルボプラチン エトポシド	・カルボプラチンはシスプラチンと比較して腎障害の頻度が低い ・カルボプラチンの投与量にカルバートの計算式を用いる
IP療法	イリノテカン シスプラチン	・イリノテカンの副作用として、高度の下痢、骨髄抑制がある ・イリノテカンの代謝活性体(SN-38)は、UGT1A1遺伝子の関与により胆汁中に排泄されるため、変異がないか遺伝子検査を行う

※免疫チェックポイント阻害薬はPE療法またはCE療法などと併用する

乳がん

主な症状 多くは乳房の外側上部に腫瘤（しこり）

原因 乳管（好発）や乳腺小葉が上皮性に腫瘍化

検査・所見 腫瘤（+）、**マンモグラフィー**、腫瘍マーカー（CA15-3、CEA）、超音波検査、MRI

治療 手術療法（乳房温存術）、放射線療法、化学療法、分子標的薬（**HER2**阻害薬、免疫チェックポイント阻害薬など）、ホルモン療法（エストロゲン受容体遮断薬、Gn-RH誘導体、アロマターゼ阻害薬など）

ポイント 乳がんは、閉経前後の女性に好発し、エストロゲンが大きく関与しており、エストロゲンの分泌期間が長いことが発症の一因となる。このため、初経年齢が早い、閉経年齢が遅い、出産歴がない、初産年齢が遅い、授乳歴がないなどが、乳がん発症の危険因子となる。また、がん抑制遺伝子である**BRCA1**、**BRCA2**の変異も関与していると言われている。Ⅰ期における術後の10年生存率は90％以上であり、手術療法の補助として放射線療法や薬物治療が行われる。薬物治療は、ホルモン受容体とHER2の発現状況や、閉経の有無に応じて選択される。トラスツズマブ デルクステカンは、HER2低発現時にも使用できる。腋窩リンパ節への転移が多く、血行性転移では骨、肺、肝臓などに転移する。

乳がんの主な薬物治療

		ホルモン受容体（エストロゲン受容体・プロゲステロン受容体）	
		陽性	陰性
HER2	陽性	・ホルモン療法 ・HER2阻害薬 ・化学療法	・HER2阻害薬 ・化学療法
	陰性	・ホルモン療法 ・化学療法 ・CDK4/6阻害薬 ・PARP阻害薬※	・化学療法 ・PARP阻害薬※ ・免疫チェックポイント阻害薬

※BRCA遺伝子変異陽性の場合

腎がん（腎細胞がん）

主な症状 血尿、腰背部痛、腹部腫瘤

原因 腎実質（多くは尿細管上皮）の腫瘍化

検査・所見 超音波検査、X線検査、CT検査、MRI、生検

治療 手術療法、化学療法、分子標的薬（スニチニブ、免疫チェックポイント阻害薬など）

ポイント 肥満、高血圧、喫煙、化学物質などが腎がんの危険因子となると言われている。早期では無症状が多く、検診や他疾患の検査時に偶然見つかることが多い。

腎盂・尿管がん

主な症状 血尿、腰背部痛、側腹部痛、**水腎症**

原因 腎盂・尿細管（ほとんどが尿路上皮）の腫瘍化

検査・所見 尿検査、超音波検査、X線検査、CT検査、MRI

治療 腎盂・尿管全摘出術（浸潤・転移なしの場合）、化学療法、放射線療法、免疫チェックポイント阻害薬、抗体薬物複合体（エンホルツマブ ベドチンなど）

ポイント 腎盂・尿管がんの発症はまれで、男性に好発する。早期では無症状が多く、検診や他疾患の検査時に偶然見つかることが多い。

膀胱がん

主な症状 血尿、頻尿、排尿時痛

原因 膀胱(多くは尿路上皮)の腫瘍化

検査・所見 尿検査、超音波検査、膀胱鏡検査、X線検査、CT検査、MRI

治療 経尿道的膀胱腫瘍切除術(表在性腫瘍)、化学療法、**膀胱内注入療法**、抗体薬物複合体(エンホルツマブ ベドチンなど)

ポイント **芳香族アミン**、喫煙が膀胱がん発症の危険因子となり、男性に好発する。リンパ節転移や、血行性に肺、肝臓、骨などに転移することがある。

前立腺がん

主な症状 排尿障害、排尿痛、血尿、残尿感

原因 前立腺外腺(辺縁領域)の腫瘍化

検査・所見 直腸診で石様硬・硬結・結節のある前立腺、PSA・PAP上昇、超音波検査、X線検査、CT検査、MRI、生検

治療 前立腺全摘出術(年齢・転移の有無により)、ホルモン療法(クロルマジノン、リュープロレリンなど)、放射線療法、化学療法(フルタミド、ビカルタミド、ドセタキセル、エンザルタミド、アビラテロンなど)

ポイント 60歳以上の男性に好発する。初期は無症状なことが多く、進行性に症状が発現する。転移では骨転移が最も多く見られ、その場合腰痛などをきたす。直腸診やPSA・PAP(上昇率:前立腺がん>前立腺肥大症)により前立腺肥大症(P.75参照)との鑑別を行う。

子宮頸がん

主な症状 不正出血

原因 ヒトパピローマウイルス(HPV)の感染

検査・所見 頸部細胞診、**コルポスコピー検査**、腫瘍マーカー(SCC)

治療 手術療法、放射線療法、化学療法、免疫チェックポイント阻害薬

ポイント 子宮頸がんは、20〜40歳代女性に好発し、女性生殖器がんの中で最も頻度が高い。進行症状が発現し、病期が最後まで進行すると転移してしまうが、ステージⅡまでは手術適応である。ステージⅢ以上で放射線療法の適応となる。子宮頸がんの多くは扁平上皮がんであり、放射線療法の効果が高い。子宮頸がんワクチンは定期予防接種に指定されており、発症予防のために重要である。

子宮体がん

主な症状 不正出血、下腹部痛

原因 子宮内膜が上皮性に腫瘍化

検査・所見 内膜細胞診、腫瘍マーカー(CA125)

治療 手術療法、放射線療法、化学療法、ホルモン療法(メドロキシプロゲステロン)、分子標的薬(レンバチニブ、免疫チェックポイント阻害薬)

ポイント 子宮体がんは、40〜60歳代の女性に好発し、大部分が腺がんである。エストロゲンの分泌期間が長い(初経が早い、閉経が遅い)ことなどが発症の危険因子となる。乳がん治療薬であるエストロゲン受容体遮断薬(タモキシフェン)は、弱い子宮への刺激性を示し、子宮体がんの発症や進行に関与する。

卵巣がん

主な症状 腹部膨満感、食欲不振、嘔吐、便通障害、頻尿

原因 卵巣が腫瘍化

検査・所見 内診・直腸診、超音波検査、X線検査、CT検査、MRI、腫瘍マーカー(CA125)

治療 手術療法、化学療法(パクリタキセル＋カルボプラチンなど)、分子標的薬(ベバシズマブ、PARP阻害薬など)

ポイント 卵巣がんは、発生する場所により、上皮性腫瘍、性索間質性腫瘍、胚細胞腫瘍、転移性腫瘍に分類されるが、悪性のものは上皮性腫瘍が大部分である。かなり病期が進行するまでは無症状のことが多いため、診断時にはがんが子宮や卵管、他の臓器などに広がっていることも多い。

脳腫瘍

主な症状 頭蓋内圧亢進症状(頭痛、嘔吐、うっ血乳頭)、脳局所症状(てんかん発作、内分泌障害など)

原因 頭蓋内組織の腫瘍化

検査・所見 X線検査、CT検査、MRI、腫瘍マーカー

治療 手術療法、放射線療法、化学療法

ポイント 脳腫瘍は、頭蓋内に発生した腫瘍の総称をいい、原発性(約80%)と転移性[肺がん(P.183 ～ P.185参照)からの転移が最多]に大別される。腫瘍により脳内での圧が高まり、悪心を伴わない噴出性嘔吐などの頭蓋内圧亢進症状が出現する。進行例で、脳ヘルニア(P.19参照)を合併することがある。

皮膚がん

主な症状 皮膚の腫瘤（各組織型で性状が異なる）

原因 皮膚組織の腫瘍化

検査・所見 **ダーモスコピー検査**、生検、X線検査、MRI

治療 手術療法、化学療法（フルオロウラシル系、白金製剤など）、分子標的薬（BRAF阻害薬、MEK阻害薬、免疫チェックポイント阻害薬など）

ポイント 腫瘍の発生する細胞により基底細胞がん、有棘細胞がん、悪性黒色腫（メラノーマ）に分類される。悪性黒色腫は**BRAF遺伝子変異**陽性の割合が高く、転移・再発も多いため予後不良な悪性腫瘍である。BRAF遺伝子変異陽性の場合は、BRAF阻害薬とMEK阻害薬の併用療法が用いられる。

皮膚がんの分類と特徴

組織型	基底細胞がん（BCC）	有棘細胞がん（SCC）	悪性黒色腫（メラノーマ）
発生母地	基底細胞	有棘細胞	メラニン細胞（メラノサイト）
発生頻度	高い ⟷		低い
予後	良い ⟷		悪い
好発部位	顔面	曝露部	四肢末端部
危険因子	紫外線、慢性皮膚障害	紫外線、ウイルス感染	紫外線、機械的刺激

がん悪液質

主な症状 食欲不振、体重減少、悪心、倦怠感

原因 がん細胞の腹膜播種、リンパ管の閉塞、血管透過性の亢進など複合的な要因により、腹腔に液体が過剰に溜まる

検査・所見 過去6ヶ月間の体重減少>5%、BMI<20で体重減少>2%、サルコペニア、体重減少>2%のいずれかを確定診断とする。

治療 栄養療法、薬物療法(抗炎症薬、利尿薬など)、運動療法

ポイント 悪液質(カヘキシア)とは、体重減少、炎症状態、食欲不振に関連した慢性疾患に伴う代謝不均衡である。悪液質の原因となる慢性疾患では、炎症性サイトカインの分泌が亢進することによって放出されるサイトカインや他の炎症性メディエーターが、代謝に影響を与えて悪液質を引き起こす。骨格筋や脂肪の分解が進んだり食欲が低下することで体重が減少しやすい。がん悪液質はがんの進行に伴い現れ、特に腹膜に浸潤しやすいがん(胃がん、卵巣がん、膵臓がん、大腸がんなど)で好発する。パフォーマンス・ステータスが低下していることが多いため、患者の栄養管理や精神的なサポート、疼痛コントロールも重要となる。パフォーマンス・ステータスとは、全身状態の指標の1つで、日常生活の制限の程度を示すものである。

悪液質の分類

前悪液質	悪液質	不応性悪質液 死
・体重減少<5% ・食欲不振 ・代謝異常	①過去6ヶ月間の体重減少>5% ②BMI<20、体重減少>2% ③サルコペニア、体重減少>2% ①、②、③のいずれかにより診断 ・経口摂取不良 ・全身性炎症	・がん悪液質の様々な症状 ・異化状態かつ抗がん剤治療抵抗性 ・パフォーマンス・ステータスの低下 ・予後生存期間<3ヶ月

参考:『がん悪液質ハンドブック』(監修／一般社団法人　日本がんサポーティブケア学会、内藤 立暁、髙山 浩一、田村 和夫)

資料編

- 用語解説
- 主な治療薬
- 主な検査と基準値

用語解説

資料編

用語解説

数字

1秒率

努力肺活量に対する1秒量の割合。気管支喘息やCOPDなどの指標となる。基準値は70%以上。スパイロメトリーで測定される。スパイロメトリーは、呼吸機能検査の基本的な検査法。肺活量、%肺活量、努力肺活量、1秒量、1秒率を調べることができる。1秒率と%肺活量の関係から、閉塞性換気障害と拘束性換気障害、混合性換気障害(閉塞性・拘束性の両換気障害を併せ持つもの)の鑑別に用いられる。スパイロメータを用いて測定される。[第4章]

1秒量

努力肺活量のうち最初の1秒間に吐くことができた空気の量のこと。スパイロメトリー(「1秒率」の項参照)で測定される。[第4章]

24時間食道pHモニタリング

逆流性食道炎などの診断に用いられる。24時間にわたって食道・胃のpHを測定する検査。[第4章]

75gOGTT(経口ブドウ糖負荷試験)

2型糖尿病患者の診断に用いられ、正常型、境界型、糖尿病型の分類や、インスリン抵抗性の評価・インスリン分泌能の推定を行う。[第5章]

A

ABVD療法

ドキソルビシン(別名アドリアマイシン:adriamycin)、ブレオマイシン(bleomycin)、ビンブラスチン(vinblastine)、ダカルバジン(dacarbazine)を併用する治療法である。それぞれのアルファベットの頭文字がABVDとなる。[第7章]

aCL(抗カルジオリピン抗体)

抗リン脂質抗体(自己抗体)であり、抗リン脂質抗体症候群で検出される。[第2章]

ALK融合遺伝子

肺腺がんの一部で認められる遺伝子変異の一種である。この遺伝子

から産生されるALK融合蛋白質はがん細胞の増殖に関与している。ALK融合蛋白質を標的とする薬剤にはクリゾチニブやアレクチニブなどがある。[第7章]

ALP（アルカリホスファターゼ）

リン酸化合物を分解する酵素。肝臓、腎臓、小腸、骨など全身の様々な場所で作られ、肝臓で処理されて胆汁中に流れ出る。胆汁うっ滞や肝機能の低下などにより血中のALPが上昇する。[第2章][第4章]

APC遺伝子

APC（Adenomatous Polyposis Coli）を産生する遺伝子で、変異があると家族性大腸腺腫の発症に関与する。[第7章]

ASK（抗ストレプトキナーゼ抗体）

溶連菌の血清学的検査項目の1つ。溶連菌のうちA群、C群、G群が産生する代表的な菌体外産生酵素（ストレプトキナーゼ）に対する抗体である。ASOとの併用が有用である。[第3章][第6章]

ASO（抗ストレプトリジン-O抗体）

溶連菌の血清学的検査項目の1つ。A群β溶連菌が産生するストレプトリジン-O（SLO）に対する抗体である。ASKとの併用が有用である。[第3章][第6章]

B

BCR-ABLチロシンキナーゼ

BCR-ABL融合遺伝子から産生されるチロシンキナーゼで、高い腫瘍細胞増殖活性を有し、CMLの発症原因になる。イマチニブはBCR-ABLチロシンキナーゼを選択的に阻害する分子標的薬である。[第7章]

BCR-ABL融合遺伝子

BCR遺伝子は22番染色体に、ABL遺伝子は9番染色体に存在している。9番染色体と22番染色体の相互転座によってPh染色体が形成されることで両者が融合し、BCR-ABL融合遺伝子となる。[第7章]

BNP（脳性ナトリウム利尿ペプチド）

BNPとは、主に心室から分泌される、心臓を保護するホルモンである。心機能が低下して心臓への負担が大きいほど多く分泌され、数値が高くなる。[第3章]

BRAF遺伝子変異

肺腺がん、大腸がん、悪性黒色腫の一部で認められる遺伝子変異の一種である。この遺伝子から産生されるBRAF蛋白質は、EGFRや

RASの下流に位置し、恒常的に活性することでがん細胞の増殖に関与する。BRAF蛋白質を標的とする薬剤にはベムラフェニブ、ダブラフェニブ、エンコラフェニブなどがあり、がん細胞増殖に関わる「MEK蛋白質」の阻害薬と併用することが多い。[**第7章**]

BRCA1/BRCA2

BRCAは、がん抑制蛋白質を産生する遺伝子でDNAの修復に関与している。BRCA遺伝子に変異があると、DNA修復がうまくできなくなり、卵巣がんや乳がんの発症に関与する。BRCA遺伝子に変異があると、PARP阻害薬（例：オラパリブ）の効果が高い可能性が示唆されている。[**第7章**]

B細胞

リンパ球の一種で、抗体を産生する形質細胞に分化したり、抗原記憶を担うメモリー B細胞があり、体液性免疫を担っている。骨髄（Bone marrow）で分化するため、B細胞と名付けられている。B細胞に特徴的な細胞表面マーカーにはCD19やCD20などがある。[**第7章**]

B症状

リンパ腫に認められる全身症状で、発熱（38℃以上で他に原因が認められない）、体重減少（半年で10％以上の減少）、盗汗（下着を取り換えるほど大量の寝汗）の3つの全身症状を合わせてB症状と呼ぶ。限局期では認めないこともしばしばある。[**第7章**]

C

CAPOX（CapeOX）

カペシタビン（**cape**citabine）とオキサリプラチン（**ox**aliplatin）を併用する治療法である。カペシタビンによる手足症候群や、オキサリプラチンによる末梢神経障害に注意が必要である。大腸がんの他、胃がんにも使用する。それぞれのアルファベットの頭文字がCAPOXとなる。[**第7章**]

CAR-T細胞療法

再発・難治性急性リンパ性白血病に対して用いられる治療法。患者自身のT細胞を改変し、白血病細胞を攻撃するように強化して体内に戻す。特に小児や若年成人に対して効果が高い。[**第7章**]

CD20抗原陽性B細胞

CD20はB細胞に特徴的な細胞表面マーカーである。CD20は腫瘍化したB細胞（急性リンパ性白血病、リンパ腫）にもしばしば発現が認められることがあり、CD20が陽性の腫瘍化B細胞のことを

CD20抗原陽性B細胞と呼んでいる。[**第7章**]

CD4陽性T細胞

免疫機構に大きく関与している細胞。いわゆるヘルパーT細胞のこと。HIVウイルスはCD4陽性T細胞に侵入し、増殖する。[**第7章**]

CHOP療法

シクロホスファミド（cyclophosphamide）、ドキソルビシン（別名ヒドロキシダウノルビシン：hydroxydaunorubicin）、ビンクリスチン（商品名オンコビン：oncovin）、プレドニゾロン（prednisolone）を併用する治療法である。CD20陽性の場合、リツキシマブ（rituximab）を併用したR-CHOP療法が行われる。副作用として、好中球減少、ドキソルビシンの累積投与に応じた心毒性、シクロホスファミドによる出血性膀胱炎、ビンクリスチンによる末梢神経障害に注意が必要である。それぞれのアルファベットの頭文字がCHOPとなる。これにリツキシマブを加えたものをR-CHOP療法という。[**第7章**]

CTA（CT血管造影法）

ヨード造影剤を用いて血管系のみを3次元で再構築して画像化することで、血管の狭窄病変の診断に用いられる。[**第3章**]

CTR（心胸郭比）

胸郭横径のうち心臓横径が占める比率。心臓の拡大・肥大の指標となり、正常では50％未満を示す。[**第3章**]

D・E・F

DCC遺伝子

がん抑制遺伝子の1つである。[**第7章**]

DXA法（Dual-energy X-ray Absorptiometry）

二重エネルギーX線吸収測定法の略。骨密度を正確に測定し、骨粗鬆症の評価に優れている。[**第2章**]

Dダイマー

FDPの1種で、Dダイマーが高値を示す場合は多量の安定化フィブリンが分解されていることを示すため、血栓傾向や二次線溶系亢進の目安となる。[**第3章**]

EGFR

Epidermal Growth Factor Receptor（上皮成長因子受容体）の略称。肺がんや大腸がんで発現が認められ、がん細胞の増殖に関与している。特に肺腺がんではEGFRが変異していることが多く、この

場合、ゲフィチニブやオシメルチニブなどが使用される。大腸がんでは抗体薬のパニツムマブやセツキシマブが使用される。**[第7章]**

ELISA法(酵素結合免疫吸着検査法)

抗体を用いた免疫学的測定法の1つである。病原体やアレルギー物質の検出に用いられる。抗原抗体反応の組み合わせにより、サンドイッチ法、競合法、直接法、間接法、などに分類される。**[第6章]**

FDP(フィブリノゲン・フィブリン分解産物)

血中のフィブリノゲンや血液凝固反応により産生されたフィブリンが、蛋白質分解酵素であるプラスミンによって分解されることで生成される分解物。Dダイマー、D分画、E分画がある。**[第3章]**

FOLFIRI

レボホリナート(別名フォリン酸:**fol**inic acid)、フルオロウラシル(**f**luorouracil)、イリノテカン(**iri**notecan)を併用する治療法である。イリノテカンによる下痢に注意が必要である。大腸がんに使用する。それぞれのアルファベットの頭文字がFOLFIRIとなる。**[第7章]**

FOLFIRINOX

レボホリナート(別名フォリン酸:**fol**inic acid)、フルオロウラシル(**f**luorouracil)、イリノテカン(**irin**otecan)、オキサリプラチン(**ox**aliplatin)を併用する治療法である。骨髄抑制に伴う好中球減少に特に注意が必要である。膵がんに使用する。それぞれのアルファベットの頭文字がFOLFIRINOXとなる。**[第7章]**

FOLFOX

レボホリナート(別名フォリン酸:**fol**inic acid)、フルオロウラシル(**f**luorouracil)、オキサリプラチン(**ox**aliplatin)を併用する治療法である。オキサリプラチンによる末梢神経障害に注意が必要である。大腸がんに使用する。それぞれのアルファベットの頭文字がFOLFOXとなる。**[第7章]**

FT$_3$・FT$_4$

T$_3$・T$_4$が結合蛋白質から解離したもので、遊離型と呼ばれる。この遊離型のみが細胞内に入って活性を示す。検査では遊離型を調べることが多い。**[第5章]**

FTA-ABS法

梅毒血清反応。トレポネーマ抗原に対する抗体の検出。STS法で陽性、TPHA法で陰性の場合にFTA-ABS法が最終確認として用いられる。**[第7章]**

H

H-FABP（心臓型脂肪酸結合蛋白）

心筋細胞の細胞質に存在する蛋白質である。心筋細胞の傷害時に血中へ逸脱するため、心筋梗塞の診断マーカーとして有用である。**[第3章]**

HAV（Hepatitis A virus）

A型肝炎ウイルスの略称。**[第4章][第7章]**

HbA1c

血中のブドウ糖と結合したヘモグロビンのことをいう。過去1～2ヶ月前の平均的な血糖値を反映している。正常値は4.3～5.8%。**[第5章]**

HBV（Hepatitis B virus）

B型肝炎ウイルスの略称。**[第4章][第7章]**

HCV（Hepatitis C virus）

C型肝炎ウイルスの略称。**[第4章][第7章]**

HDRS（Hamilton Depression Rating Scale）

世界的に使われているうつ状態の重症度を評価するための心理検査。特徴的な症状である項目への回答に対して医師などの専門家が評価をする。**[第1章]**

HER2

Human Epidermal Growth Factor Receptor type2（ヒト上皮細胞増殖因子受容体2）の略称。乳がんや胃がんの約20%前後で発現が認められ、がん細胞の増殖に関与している。これを標的とする薬剤にはトラスツズマブやラパチニブなどがある。**[第7章]**

HLA（Human Leukocyte Antigen＝ヒト白血球抗原）

遺伝子の第6染色体短腕部に存在し、自己・非自己を認識する最も重要な抗原遺伝子群。白血球の型と考えるとよい。造血幹細胞移植の際にはドナー・レシピエントの間で一致している必要がある。**[第2章]**

Hoehn&Yahrの重症度分類

パーキンソン病の進行度・重症度を示す指標。**[第1章]**

I・K

ICD（国際疾病分類）

WHOの勧告により国際的に統一した基準で定められた死因・疾病

の分類。他にも統一的な診断基準としての側面もある。[第1章]

IFN-γ遊離試験

結核菌に感染歴を有する人は、結核菌特異的抗原の感作によりT細胞からインターフェロンγを産生するため、血中に遊離したインターフェロンγを測定する。現在、結核の感染確認にはツベルクリン反応検査に代わり、非結核性抗酸菌感染やBCG接種の影響を受けないインターフェロンγ遊離試験が用いられている。ただし、「現在の感染」か「過去の感染」かについては判断ができない。[第2章][第4章][第7章]

IGF-I（ソマトメジンC）

成長ホルモンの作用により肝臓で産生される、インスリン様成長因子。成長ホルモンの異常分泌を反映する。[第5章]

KL-6（シアル化糖鎖抗原KL-6）

特発性間質性肺炎、二次性間質性肺炎のどちらでも増加する、分子量100万以上の巨大分子である。KL-6は、肺のII型肺胞上皮細胞、呼吸細気管支上皮細胞、膵管、乳管などの腺細胞で産生されている。間質性肺炎では炎症に伴って、II型肺胞上皮細胞の傷害や再生により、KL-6が過剰産生され血中濃度が上昇する。[第4章]

L・M・N

LA（ループスアンチコアグラント）

個々の凝固因子活性を阻害することなく、リン脂質依存性凝固反応を阻害する免疫グロブリン。[第2章]

LAMP法

簡便な遺伝子検査。PCRと同じく、検体からRNAを検査できる。[第4章][第7章]

LH比

近年では、LDLコレステロール値とHDLコレステロール値との差が大きいほど、動脈硬化が進行しやすいことがわかってきたため、LDLコレステロール値÷HDLコレステロール値によって数値を算出する「LH比」が重要とされている。LH比は1.5以下で問題なし、2.0以上で動脈硬化が疑われ、2.5以上で血栓形成が疑われるとされている。[第5章]

MBP（ミエリン塩基性蛋白）

中枢神経のミエリンを構成する蛋白質。多発性硬化症（MS）などによりミエリンが破壊されることで骨髄中に増加する。[第1章]

MCHC（平均赤血球血色素濃度）

赤血球1個に含まれるヘモグロビン濃度を示す。赤血球数、Hb、Ht、MCV、MCHとの相関により貧血を分類する。[第3章]

MCV（平均赤血球容積）

赤血球1個当たりの平均容量を示す。赤血球数、Hb、Ht、MCV、MCHCとの相関により貧血を分類する。[第3章]

MET遺伝子

肝細胞増殖因子(HGF)のチロシンキナーゼ受容体として、細胞増殖、細胞移動、血管への侵入、血管新生などの促進に関与する。非小細胞肺がん(NSCLC)の3～5%に発現するドライバー遺伝子変異として知られており、METを標的とする薬剤にはテポチニブ、カプマチニブ、グマロンチニブなどが使用されている。[第7章]

MMP-3（マトリックスメタロプロテイナーゼ-3）

関節リウマチにおいて早期から上昇する、滑膜増殖、関節破壊を示すマーカー。[第2章]

MPO染色

ミエロペルオキシダーゼ(MPO)は好中球の顆粒に含まれる強力な殺菌作用を有する酵素である。これを染色することで急性白血病が骨髄系なのかリンパ系なのか鑑別が可能となる。染色された細胞が3%以上なら骨髄系(急性骨髄性白血病)、3%未満ならリンパ系(急性リンパ性白血病)と判断できる。[第7章]

MRA（磁気共鳴血管撮影法）

電磁波を用いて血管系を画像化するMRIのこと。造影剤を使用しないため、腎機能低下患者などにも使用できる。[第1章][第3章]

NK細胞（Natural Killer Cell）

リンパ球の一種で、細胞性免疫を担っている。非特異的にウイルス感染細胞や腫瘍細胞を認識し、細胞傷害性を示す。[第7章]

NPUAP分類

褥瘡の深達度分類は、NPUAP分類によりⅠ～Ⅳに分類される。Ⅰ：持続する発赤、Ⅱ：真皮までの損傷、Ⅲ：皮下組織までの損傷、Ⅳ：皮下組織を超える損傷、関節腔・体腔に至る損傷。深さが判定不能な場合もある。[第6章]

NYHA分類

どのような動作を行う時に動悸や息切れなどが現れるか、心不全の状態を症状に基づき4段階で表したもの。慢性心不全に対して用いられる。分類は、下記とされている。

資料編

用語解説

Ⅰ度：心疾患はあるが、通常の身体活動では症状がない状態
Ⅱ度：通常の身体活動(坂道や階段を上るなど)で症状がある状態
Ⅲ度：通常以下の身体活動(平地を歩くなど)でも症状がある状態
Ⅳ度：安静にしていても、症状がある状態
[第3章]

O・P・Q・R

on-off現象

パーキンソン病の症状が急激によくなったり、悪くなったりする現象。起きることは非常にまれである。[第1章]

p53遺伝子

代表的ながん抑制遺伝子の1つである。[第7章]

PaCO₂(動脈血二酸化炭素分圧)

動脈血中の二酸化炭素の分圧を示す。正常値は35 ～ 45Torr。[第4章]

PAIgG(血小板結合性免疫グロブリンG)

血小板に結合しているIgGを示す。[第3章]

PML-RARA融合遺伝子

15番染色体と17番染色体の相互転座によって形成された融合遺伝子である。この遺伝子から生成されるPML-RARAが急性前骨髄球性白血病(APL)発症の原因となる。[第7章]

PTA(経皮的血管形成術)

血行再建術の1つ。血管内に挿入したバルーンを膨らませて血管を拡張することで治療を行う。[第3章]

qSOFA(quick SOFA)

敗血症の診断指標。SOFA(Sequential Organ Failure Assessment)は集中治療室で使われており、集中治療室以外でも使える敗血症診断のツールとしてqSOFAが作られた。意識変容=GCS15未満、収縮期血圧100mmHg以下、呼吸数22/分以上のうち2項目以上を満たす場合は敗血症を疑う。[第7章]

RAS遺伝子

EGFRの下流に存在する蛋白質で、大腸がんの治療を決定する上で重要である。がん細胞のEGFRからRAS蛋白を介して増殖シグナルが核に伝わることで、がんの増殖や進展に関与している。これが変異している場合、EGFRに対する抗体薬(パニツムマブ、セツキシマブ)は無効となる。[第7章]

202

RET

RET（rearranged during transfection）は、腎臓及び腸管神経系の正常な発達や、成人の神経組織、神経内分泌組織、造血組織及び雄性生殖組織などの組織の維持に重要な役割を果たす受容体型チロシンキナーゼ（receptor tyrosine kinase：RTK）である。RETを標的とする薬剤にはバンデタニブなどがある。**[第7章]**

ROS1融合遺伝子

肺腺がんの一部で認められる遺伝子変異の一種である。この遺伝子から産生されるROS1融合蛋白質はがん細胞の増殖に関与している。ROS1融合蛋白質を標的とする薬剤にはクリゾチニブがある。**[第7章]**

S

S-1

テガフール、ギメラシル、オテラシルの配合剤である。テガフールは5-FUのプロドラッグであり、ギメラシルはその不活化を阻害する。オテラシルは5-FUによる消化器症状を軽減する働きがある。主に消化器がんに用いられる。**[第7章]**

SaO₂（動脈血酸素飽和度）

動脈血中の酸素とヘモグロビンの結合の割合を示す。簡易検査としてSpO_2がある。正常値はどちらも95〜98%。**[第4章]**

SDS（Self-rating Depression Scale）

うつ性自己評価尺度を意味し、うつ状態の重症度を評価するためのセルフチェックによる心理検査。**[第1章]**

SPECT・PET検査

放射性医薬品の分布を画像化した核医学検査。投与する薬品によりSPECTとPETに分類される。**[第1章]**

STS法

梅毒血清反応。カルジオリピン抗原に対する抗体の検出。ガラス板法、カーボン法などがある。カルジオリピン抗原は梅毒に非特異的であるため、他疾患でも陽性になることがある。TPHA法と併用することが多い。**[第7章]**

T

T₃/T₄

T_3はトリヨードサイロニン、T_4はサイロキシンと呼ばれる甲状腺

ホルモンであり、3や4は1つのホルモンあたりに存在するヨウ素の数を示す。T_3もT_4も新陳代謝の活性化を行い、T_3に比べてT_4は活性は弱いが数は多いという特徴を持つ。[**第5章**]

TdP(トルサード・ド・ポアンツ)

QT延長症候群を呈する患者に見られる心室性頻拍の一種で、QRS軸がねじれるように変化する心電図波形を示す。すぐに正常な波形に戻ることも多いが、心室細動に移行し、突然死をきたすことがあるため注意が必要。[**第3章**]

TIBC(総鉄結合能)

TIBCは血清中のすべてのトランスフェリンに結合できる鉄の量を示す。TIBC=UIBC+血清鉄。[**第3章**]

TNF-α(Tumor Necrosis Factor-α)

腫瘍壊死因子とも呼ばれる炎症誘発性サイトカインの1つ。インスリンの作用を阻害することで、血糖値の上昇にも関与する。[**第4章**][**第5章**]

TPHA法

梅毒血清反応。トレポネーマ抗原に対する抗体の検出。トレポネーマ抗原は梅毒に特異的な抗原であり、診断にはとても有用である。ただし、治療により抗体低下が見られないなどのことから治癒判定の指針にはならない。STS法と併用することが多い。[**第7章**]

T細胞

リンパ球の一種で、細胞性免疫の主体を担っている。胸腺(Thymus)で分化するため、T細胞と名付けられている。細胞表面マーカーとしてCD4陽性のヘルパー T細胞と、CD8陽性の細胞傷害性T細胞(CTL)がある。[**第7章**]

U・V・W

UIBC(不飽和鉄結合能)

TIBCと血清鉄の差を示す。つまり、血清鉄と結合せずに血清中に存在しているトランスフェリンの値。UIBC=TIBC-血清鉄。[**第3章**]

VCAP-AMP-VECP療法

ビンクリスチン(**v**incristine)、シクロホスファミド(**c**yclophosphamide)、ドキソルビシン(別名アドリアマイシン:**a**driamycin)、プレドニゾロン(**p**rednisolone)を併用するVCAP療法、ドキソルビシン+ラニムスチン(略語:**M**CNU)+プレドニ

ゾロンを併用するAMP療法、ビンデシン（**v**indesine）＋エトポシド（**e**toposide）＋カルボプラチン（**c**arboplatin）＋プレドニゾロンを併用するVECP療法を組み合わせた治療法である。VCAP、AMP、VECPは、使用する薬剤名（英字）の頭文字である。**［第7章］**

von Willebrand因子（vWF）切断酵素（ADAMTS13）

vWFとは、血管損傷部位の止血に必要な蛋白質。それを切断する酵素（ADAMTS13）の活性が低下すると、超高分子vWFが出現し、血小板血栓が多発して血栓性血小板減少性紫斑病（TTP）などを引き起こす。**［第3章］**

wearing-off現象

レボドパの長期服用時に作用時間が短くなり症状に変動を認める現象。**［第1章］**

あ行

悪性症候群

中枢神経系に作用する薬の使用により出現することがある。高熱・意識障害・錐体外路障害・自律神経症状などを発症し、治療を行わなければ死に至る可能性がある重篤な副作用である。詳細な発生機序は不明だが、ドパミンと他の脳内神経伝達物質の急なバランスの変化により起こると考えられている。**［第1章］**

悪性リンパ腫

白血球中のリンパ球ががん化したものであり、ホジキンリンパ腫と非ホジキンリンパ腫に大別される。リンパ球とは、B細胞、T細胞、NK細胞などをいい、これらががん化して無限増殖することで発症する。**［第7章］**

アディポネクチン

脂肪細胞から分泌される蛋白質で、インスリン作用の正常化・動脈硬化防止・心保護など様々な生理活性を持つ。**［第5章］**

アニオンギャップ（AG）

血中の陽イオン（カチオン）と陰イオン（アニオン）の差。通常の検査では、検出されない陰イオンが血中には存在する。AGが大きいということは、通常検出されない陰イオンが増加していると考えられるため、代謝性アシドーシスの鑑別に用いられる。**［第5章］**

アポトーシス

生体を正常に保つために、能動的に引き起こされる細胞死のことである。対義語はネクローシス（壊死）。**［第7章］**

植え込み型除細動器(ICD)

体内に植え込む、小型除細動器。心室細動(VF)や心室頻拍(VT)発生時にこれらの異常を取り除くように働く。[第3章]

エドロホニウム試験

即効性、短時間作用型のコリンエステラーゼ阻害薬であるエドロホニウムを緩徐に静脈内注射し、指標とすべき症状の改善が得られたら陽性とする。重症筋無力症などの検査で用いられる。[第1章]

エリスロポエチン(EPO)

主に腎臓(一部肝臓)で産生され、赤芽球系前駆細胞に作用して赤血球の産生を促す造血因子。[第3章][第7章]

オリゴクローナルバンド

髄液蛋白の電気泳動において検出される、免疫グロブリン領域の数本の濃染したバンドのこと。多発性硬化症や中枢神経感染症などで高率に検出される。[第1章]

か行

回帰発症

潜伏したウイルスが、宿主の免疫力低下などにより再活性化して感染症状を引き起こすことをいう。[第7章]

過活動膀胱症状スコア(OABSS)

質問票を用いて過活動膀胱の重症度を判定する。[第3章]

カテーテルアブレーション

不整脈の起源部位やリエントリー回路中の異常伝達部位に対してカテーテルを用いて焼灼する、頻脈性不整脈の根治療法。[第3章]

カテコールアミン

神経伝達物質であるアドレナリン・ノルアドレナリン・ドパミンなどの総称。[第5章]

カプトプリル負荷試験

レニンの分泌を刺激する試験で、本態性高血圧症と原発性アルドステロン症の鑑別に用いられる。[第5章]

花弁状核

リンパ球の核に花弁状の切れ込みがあるものを花弁状核(flower cell)と呼んでいる。成人T細胞白血病(ATL)の末梢血中の異常リンパ球に認められる。[第7章]

仮面高血圧
医療機関での測定では正常値を示し、それ以外では高血圧を示すもの。[第3章]

仮面様顔貌
顔面筋肉の硬直により、表情変化が乏しい状態。[第1章]

カルディオバージョン
除細動器による電気ショック（カウンターショック）で、直接電流を心臓に流し、不整脈を洞調律（正常心拍）に戻す治療。[第3章]

寛解
完全に治った状態ではなく、症状や検査値の異常が消失した状態をいう。[第1章][第4章][第7章]

間欠性跛行
血管性と神経性の2種類があり、歩行を続けると下肢に痛みやしびれなどを生じ、少し休むと再び歩行可能になる症状。[第3章]

肝性脳症
急性肝不全（劇症肝炎）や肝硬変などで見られる精神神経症状のことであり、肝性昏睡とほぼ同義語として扱われる。「自覚症状のないもの」から「完全な意識消失状態の昏睡」まで症状に差があり、Ⅰ～Ⅴの5段階に分類される。肝性脳症で特徴的な羽ばたき振戦はⅡ度で見られる。[第4章]

間接ビリルビン
老化した赤血球が脾臓で崩壊し、流出したヘモグロビンが非抱合型（脂溶性）に代謝されたもの。[第3章]

桿体細胞
光覚に関与し、暗所で働く細胞。網膜周辺部に多く存在する。桿体細胞の作用を支えるロドプシンはビタミンAより合成されており、ビタミンAの欠乏は夜盲の原因となる。[第6章]

丸薬丸め運動
パーキンソン病において特徴的に見られる、安静時に親指と人差し指で丸薬を丸めるような運動。広義では振戦に含まれる。[第1章]

偽ポリポーシス
大腸粘膜が脱落し、残った部分がポリープに見える状態。[第4章]

求心性視野狭窄
視野の周辺部が欠け、中心部しか視野がない状態。[第6章]

資料編 用語解説

球麻痺

延髄にある運動性脳神経が障害され、構音障害、嚥下障害、呼吸障害などが生じた状態をいう。延髄を外側から見ると球体のような形をしていることから、球麻痺と呼ばれる。[第1章]

共同偏視

両目が左右どちらか一方向に向いたままの状態。[第1章]

クインケ徴候

爪床部の毛細血管の拍動のこと。大動脈弁閉鎖不全症や動脈管開存症などの速脈時に見られることがある。[第3章]

クスマウル大呼吸

代謝性アシドーシスに起因し、深く速い呼吸が規則的に持続する異常呼吸。[第5章]

クッシング現象

脳浮腫などによる急激な頭蓋内圧の亢進により、血圧上昇と徐脈が見られる状態。[第1章]

クリッピング術

動脈瘤の根元をクリップで挟むことで、破裂を防止する。[第1章]

グルタミン酸仮説

NMDA型グルタミン酸受容体遮断薬の投与により、統合失調症と同じ症状が現れることから、大脳皮質のグルタミン酸伝達機能の低下が統合失調症の原因だという説。[第1章]

経皮的冠動脈インターベンション(PCI)

再灌流治療法のうちの1つ。冠動脈の狭窄部位にカテーテルを挿入し、バルーンを用いて血管を押し拡げる治療の総称。心筋梗塞に対して第一選択となり、狭心症に対して行われることもある。[第3章]

血液浄化療法

血液から不要・有害な物質を血漿ごと交換することで除去する。透析・濾過・吸着・分離などの方法がある。[第1章][第2章][第3章][第4章][第7章]

血管仮説

片頭痛発作の前兆時には脳血管が収縮し、その後血管が拡張する時に頭痛が発生する。それに関与しているのがセロトニンであるという説。[第1章]

血清鉄

トランスフェリンと鉄が結合したもの。血中に存在する鉄の量を示

すため、鉄代謝異常（鉄欠乏性貧血など）の指標となる。［第3章］

コイル塞栓術

破裂の危険性がある動脈瘤の中にコイルを詰め、血液の流入を阻止し、破裂を防止する。［第1章］

抗CCP（環状シトルリン化ペプチド）抗体

環状化したシトルリン化蛋白質を抗原とした抗体。関節リウマチに特異性が高い。［第2章］

抗ds-DNA抗体

活動期全身性エリテマトーデス（SLE）に特異的に出現する抗体。［第2章］

抗GAD（グルタミン酸デカルボキシラーゼ）抗体

1型糖尿病患者に高頻度で検出される膵β細胞に対する抗体。［第5章］

抗Sm抗体

全身性エリテマトーデス（SLE）に特異的な抗体。［第2章］

抗SS-A抗体

シェーグレン症候群にて高頻度に検出されるが特異性は高くなく、SLEなどの他疾患でも陽性となることがある。［第2章］

抗SS-B抗体

シェーグレン症候群にて30 ～ 40%程度に検出され、特異性が高い。抗SS-B抗体が陽性の場合は抗SS-A抗体も同様に陽性となる。［第2章］

抗Tg（サイログロブリン）抗体

甲状腺で産生されるサイログロブリン（Tg）に対する自己抗体。バセドウ病や橋本病の診断に用いられる。［第5章］

抗TPO（甲状腺ペルオキシダーゼ）抗体

甲状腺マイクロゾーム分画の甲状腺ペルオキシダーゼ（TPO）に対する自己抗体。バセドウ病や橋本病の診断に用いられる。［第5章］

構音障害

声帯以外の器官に障害が生じ、言葉を正常にはっきりと発音する能力が失われ、話し方がぎこちなくなるため、コミュニケーションに支障をきたしやすい状態。［第1章］

高血圧クリーゼ

急激な血圧上昇により、不可逆的な臓器障害をきたす可能性がある状態。［第5章］

高サイトカイン血症

重症感染に対して免疫反応（炎症反応）が働き、それによりサイトカイン［インターロイキン（IL）やインターフェロン（IFN）など］が通常よりも多く血液中に放出された、血中サイトカイン濃度が高い状態。これにより、全身の血管透過性が亢進されることで多臓器不全に繋がる。[第7章]

抗精神病薬

定型抗精神病薬、非定型抗精神病薬に大きく分類される。定型はD₂受容体遮断作用が強く、陽性症状に有効であるが錐体外路障害をきたしやすい。非定型は錐体外路障害などの副作用が少なく、陽性症状に対する効果だけでなく陰性症状にも有効で、統合失調症治療の第一選択薬となっている。[第1章]

拘束性換気障害

肺の容積が縮小することで、息が吸いにくくなる障害。肺活量の低下が見られ、間質性肺炎や肺線維症などが拘束性換気障害に分類される。[第4章]

骨打ち抜き像

多発性骨髄腫では破骨細胞が活性化されて、骨融解が起こる。骨が部分的に融解され、X線所見ではハンマーで鋼板を打ち抜いたように見えることから骨打ち抜き像と呼ばれる。[第7章]

コルポスコピー検査

コルポスコピーと呼ばれる腟や子宮の頸部の表面を拡大する顕微鏡を用いた検査のことである。子宮頸がんの発見や精密検査を目的として行われる。[第7章]

さ行

再灌流療法

狭窄や閉塞をきたしている冠動脈に対して、血行再建を起こす治療法。血栓溶解療法、カテーテル治療、外科的血行再建術（バイパス術）などがある。[第3章]

細隙灯顕微鏡検査

細隙灯という細い光を当てることで、結膜、角膜、前房水、虹彩、瞳孔、水晶体などが観察できる。[第6章]

在宅酸素療法（HOT）

在宅酸素療法とは、慢性呼吸不全（COPD）などにより、酸素を体内に取り込めず、低酸素血症をきたしている患者が自宅などで、酸

素を吸入しながら生活する治療法のことをいう。在宅酸素療法は、次のいずれかの患者に適応となる。①PaO_2が55Torr（mmHg）以下の患者。②PaO_2が60Torr（mmHg）以下で、睡眠時または運動負荷時に著しい低酸素血症をきたす患者。ちなみに、HOTはホームオキシゲンセラピーの略である。[第4章]

サルコイドーシス

全身の諸臓器に肉芽腫が形成される、原因不明の全身性疾患。臨床症状・経過が多彩であるのが特徴。[第6章]

三叉神経血管説

何らかの原因により三叉神経が刺激され、三叉神経からCGRP（カルシトニン遺伝子関連ペプチド）が放出され、血管拡張・血管透過性亢進による炎症が発生し、片頭痛をきたすという説。[第1章]

ジスキネジア

不随意運動の一種で、自分の意思とは関係なく身体の一部が動いてしまう現象。[第1章]

しぶり腹

便意はあるが便の排出がなかったり、排出したとしても少量の状態のこと。[第7章]

羞明（しゅうめい）

通常では苦痛・不快感を感じない光に対して眩しく不快感を覚える状態。眼に入る光量、光の伝達などの障害により起こる。[第6章]

受容体仮説

モノアミン受容体(セロトニン受容体やβ受容体)の機能亢進がうつ病の原因であるという説。[第1章]

情動脱力発作(カタプレキシー)

感情の大きな変化が誘因となり、全身が脱力する症状。[第1章]

心窩部

みぞおち辺りを指す。消化器疾患(胃潰瘍など)や循環器疾患(狭心症など)で心窩部に痛みを感じることが多い。[第4章][第7章]

新生児マス・スクリーニング

新生児の先天性代謝異常などの疾患を見つけるための検査。[第5章]

水腎症

何らかの原因により尿管が狭窄し、停滞した尿のために腎臓が腫れる状態をいう。発症の原因には、先天的な狭窄の場合や腫瘍や結石による後天的な場合がある。[第3章][第7章]

資料編

用語解説

錐体細胞
視力・色覚に関与し、明所で働く細胞。網膜の中心部に多く存在する。[第6章]

髄膜刺激症状
出血や感染などにより髄膜が刺激されることで現れる症状で、頭痛・嘔吐・項部硬直(仰向け状態で頭部を上げると痛みが生じる)・ケルニッヒ徴候(曲げた膝を伸ばした際に痛みが生じる)などが見られる。くも膜下出血や髄膜炎の際に見られる。[第1章][第7章]

睡眠時ポリグラフ検査
睡眠・呼吸の状態、心電図、眼球運動、筋電図、いびき、動脈血酸素飽和度などの生体活動を一晩にわたって測定する検査。[第1章]

睡眠潜時反復検査
日中の眠気を客観的に評価するために、入眠過程・脳波などに異常がないかを調べる検査。[第1章]

スクリーニング
大勢の中からターゲット(疾患など)を見つけ出す行為のこと。スクリーニング検査ともいう。[第1章][第3章]

ステロイドパルス療法
ステロイド薬を短期間で大量投与する治療法。メチルプレドニゾロン静注500 ～ 1000mg/日を3日間で1クールとして、1週間ごとに症状に応じて数回実施する。[第1章][第2章]

正常圧水頭症
くも膜下腔に髄液が貯留することにより髄液循環障害が生じて、認知症状、歩行障害、尿失禁などの症状が現れる。脳室は拡大するが、髄液圧は正常である。[第1章]

精神療法
サイコセラピーとも呼ばれ、薬物などを用いた治療法ではなく、対話や訓練など精神・心理的に治療をする方法。個人に対して精神療法を行う場合を個人精神療法、複数に対して精神療法を行う場合を集団精神療法と呼ぶこともある。[第1章][第3章]

赤沈(赤血球沈降速度)
抗凝固剤を添加した血液を垂直に立てて、赤血球が沈んでいく速さを見る検査。赤血球の数と形態、γ グロブリン、フィブリノゲン、アルブミンなどの増減を反映する。炎症発生時に、赤沈が亢進する。[第2章][第4章][第5章][第6章][第7章]

セロトニン症候群

SSRIやSNRIなどのセロトニンに関与する薬剤にて起こる副作用である。多剤併用やMAO阻害薬との併用の際に起こりやすくなる。症状は、精神症状(不安、興奮、焦燥、意識障害など)、神経・筋症状(振戦、ミオクローヌス、筋強剛など)、自律神経症状(頻脈、発熱、発汗、下痢など)が見られる。症状の発現は、服薬後数時間以内に起こることが多いが、原因薬剤の中止により通常は24時間以内で症状が消失する。また、症状によってはセロトニン拮抗薬の投与などが行われる。重症例では、40℃以上の高熱が続くことで播種性血管内凝固症候群(DIC)や横紋筋融解症などを合併する可能性が高まり、死に至る場合もあるので、早期発見や迅速な対応が重要となる。[第1章]

閃輝暗点

突然視界にギザギザ・チカチカと光の波ができ、それが次第に広がり暗くなり見えなくなってしまう状態。[第1章]

造血幹細胞移植

造血器腫瘍や再生不良性貧血など、造血機能に異常をきたして正常な血液細胞を産生できなくなった際、正常な造血幹細胞を移植することで造血機能の正常化を図る治療法である。正常な造血幹細胞の供給元に応じて、同種造血幹細胞移植(他人のドナーから提供)と自家造血幹細胞移植(あらかじめ冷凍保存しておいた自分自身から提供)がある。[第3章][第7章]

足関節上腕血圧比(ABI：Ankle Brachial Index)

両側の上腕と足首の血圧の比率のこと。下肢動脈狭窄・閉塞の評価に使用する。[第3章]

側副血行路

主要血管が閉塞した場合に、血液循環を補うために新たに形成される別の血流路。脆弱で破れやすく、出血の原因となってしまうことが多い。[第1章]

た行

ダーモスコピー検査

ダーモスコープと呼ばれる特殊な拡大鏡を用い、皮膚の腫瘍やホクロなどの色素病変を視認する検査のことである。皮膚がんの早期発見を目的として行われる。[第7章]

資料編

用語解説

滞続言語
ピック病に特異的な症状であり、状況とはまったく関係のない話を繰り返し行うこと。[第1章]

脱抑制
衝動的な行動をしてしまったり、感情を抑えることができない状態のことをいう。脳の傷害(特に前頭葉)、せん妄、躁状態、薬物・アルコールの影響下にある人などに見られる。[第1章]

単クローン性免疫グロブリン(M蛋白)
通常、形質細胞からは様々な抗原に対する抗体(免疫グロブリン)が何種類も産生されるが、多発性骨髄腫の異常な形質細胞からは1種類(単クローン性)の抗体しか産生されない。異常な単クローン性の免疫グロブリンのことをM蛋白と呼び、末梢血中で増加するとM蛋白血症(腎機能障害、過粘稠度症候群、易感染性)を呈する。産生されるグロブリンの種類に応じてIgG型、IgA型、ベンス・ジョーンズ型などがある。[第7章]

ダンピング症候群
胃切除により、摂取した食物が胃に貯留されず、食道から一気に小腸に流れ込むために起きる症状。早期ダンピング症候群(食後約30分で発生)と後期ダンピング症候群(食後約2〜3時間で発生)に分類される。早期ダンピング症候群では、急速に小腸に入った食物を吸収・運搬するために小腸に血液が集まり、それにより他の部位の循環血液量が減少し、血圧の低下やそれに伴う頻脈などが現れる。また、通常よりも濃い食物が小腸に流れ込み、浸透圧を上昇させるため腸管管腔内に水分が移動し、下痢などの症状をきたす。後期ダンピング症候群では、短時間で食物が吸収されてしまうため、それに反応したインスリンが過剰に分泌され、低血糖を招く。[第7章]

チアノーゼ
血中の酸素飽和度の低下により還元ヘモグロビンが増加し、皮膚・粘膜が青紫色に変化する症状。[第3章][第4章]

直接ビリルビン
間接ビリルビンがアルブミンによって肝臓に運ばれ、グルクロン酸抱合を受け、抱合型(水溶性)に代謝されたもの。胆石や膵がんなどによって生じる黄疸では、直接ビリルビンの増加が見られる。[第4章]

ツベルクリン反応
結核菌抗原を皮内投与し、48時間後に接種部位の発赤などを測定して感染を診断する方法。Ⅳ型アレルギー反応を応用したもの。非

結核性抗酸菌感染やBCG（結核ワクチン）接種に対しても反応する
ため、結核に感染していない人でも陽性になることがある。[第2章]
[第4章][第7章]

デキサメタゾン抑制試験

デキサメタゾンの投与により、副腎からのコルチゾール分泌がどの
程度抑制されるかを検査する。低用量と高用量での反応の違いを用
いてクッシング症候群・クッシング病のスクリーニングを行う。[第
5章]

テタニー

低Ca血症・低Mg血症時に起こる症状。神経の異常興奮により手指
などの不随意な筋収縮が起きる。[第5章]

瞳孔ブロック

虹彩と水晶体が接近することで房水流出抵抗が高くなり、虹彩が前
方に隆起して隅角閉塞をきたす。[第6章]

糖毒性

インスリン抵抗性が上昇すると、高血糖となりインスリン分泌が促
進される。このインスリン分泌促進は膵臓への過度の負担となり、
やがて分泌能は低下していく。インスリン分泌能が低下すると、肝
臓や骨格筋での糖利用が抑制され、さらなる高血糖を招く。糖毒性
とは、インスリン抵抗性の上昇・インスリン分泌能の低下による、
高血糖を中心とした悪循環のことをいう。[第5章]

同名性半盲

大脳の疾患により、両眼の同側半分の視野を欠いた状態。[第1章]

ドナー

臓器を提供する人。[第2章]

ドパミン仮説

D_2受容体遮断薬が陽性症状に有効であることや、ドパミンの活性
化作用を持つ薬剤が統合失調症の陽性症状に似た症状をきたすこと
から、中脳辺縁系においてドパミンが過剰放出されていることが統
合失調症の原因だという説。[第1章]

トリプルワーミー

トリプルワーミーとは、Triple Whammy（三段攻撃）という意味
であり、①NSAIDs、②ACE阻害薬やARBなどのレニン・アンジ
オテンシン系（RAS）阻害薬、③利尿薬の3剤を併用することを指す。
この3剤の併用により、急性腎障害（AKI）のリスクが増大する。[第
3章]

資料編 用語解説

資料編 用語解説

努力肺活量

最大吸気位から最大呼気位まで一気に吐き出した時の吐出量のこと。スパイロメトリー（「1秒率」の項参照）で測定される。[**第4章**]

ドレナージ

ドレーン（管）を用いて体内に貯留した血液・膿・滲出液を体外に排出する行為。[**第1章**][**第4章**][**第7章**]

な行

生ワクチン

病原体となるウイルスや細菌の毒性を弱めて作られたもの。毒性の弱いウイルスや細菌に対して、十分な免疫を獲得するには約1ヶ月程度かかる。[**第7章**]

尿流動態検査

膀胱内圧、腹圧、外尿道括約筋活動、尿道内圧、尿流、残尿量などを測定して、排尿障害の詳細を検査する。[**第3章**]

脳血管攣縮

くも膜下出血の発症後4日〜2週間の間に生じることが多く、脳動脈が徐々に狭窄していく状態をいう。高度な攣縮の場合には、脳血液量が低下して脳梗塞をきたすこともあり、後遺症や死亡が起こることもある。[**第1章**]

ノルメタネフリン

カテコールアミン代謝酵素（COMT）によるノルアドレナリンの代謝産物。[**第5章**]

は行

肺シンチグラフィー

放射性医薬品の投与により、換気と肺血流を画像化し、評価する。肺血栓塞栓症では、換気が正常であるのに、肺血流には異常があるというミスマッチが特徴である。[**第3章**]

ハウストラ

結腸隆起のことをいい、正常な大腸で認められる。[**第4章**]

白衣高血圧

医療機関での測定では高血圧を示し、それ以外では正常値を示すもの。[**第3章**]

曝露療法

特定の恐怖や不安、苦手な状況に対して、段階的に曝露することで、それに対する過剰な反応を抑える治療法。徐々に慣れていくことで、時間とともに恐怖や不安は消えていく。特に恐怖症や不安障害、強迫性障害などにおいて用いられる。[第1章]

長谷川式認知症スケール(HDS-R)

記憶を中心とした大まかな認知機能テスト。日本でのみ使われている。[第1章]

バソプレシン

視床下部で合成され、抗利尿ホルモン（ADH）とも呼ばれる。腎臓の集合管細胞V_2受容体に結合し、水の再吸収を促進する。[第5章]

ばち指

手足の指先が太鼓のばちのように丸く膨らんで、爪甲が指先を包むように大きくなっている状態。指先に血流のうっ滞があるとき、指先への栄養の過剰な供給が行われてしまい、組織が増殖・肥厚して現れる。原因疾患に肺がん、肺線維症、感染性心内膜炎などがある。[第4章][第7章]

パッチテスト

Ⅳ型アレルギー反応に対するテスト。アレルゲンを皮膚に貼付し、紅斑、浮腫、丘疹などの皮膚反応を調べる。[第6章]

ハプトグロビン

ヘモグロビンと特異的に結合する血清蛋白質。溶血の進行で低下するため、溶血の程度の参考となる。[第3章]

原田病

メラニン産生細胞に対する自己免疫性疾患。急性ぶどう膜炎の発症による網膜剥離で視力の低下をきたす。[第6章]

汎血球減少

血液中の赤血球、白血球、血小板のすべてが減少すること。赤血球が顕著に減少すると貧血症状（めまい、動悸、全身倦怠感など）が起こり、白血球が顕著に減少すると易感染状態になり、血小板が顕著に減少すると出血傾向をきたす。[第2章][第3章][第7章]

ピークフロー値

気道閉塞の客観的評価に用いられ、最大呼気流量を示す。ピークフローメータを用いて測定する。[第4章]

光干渉断層計(OCT)

近赤外線を用いて、網膜の断層画像を撮影する検査。[第6章]

資料編

用語解説

非定型肺炎

一般細菌以外の微生物によって引き起こされた肺炎の総称。原因菌の例として、マイコプラズマ、クラミジア、レジオネラなどがある。非定型肺炎において β-ラクタム系抗菌薬は、十分な効果が得られないため使用されない。[第4章][第7章]

ヒトT細胞白血病ウイルス(HTLV-1)

成人T細胞白血病/リンパ腫(ATL)の原因ウイルスである。HTLV-1はレトロウイルスの一種で、主にCD4陽性のT細胞に感染してATLを引き起こす。[第7章]

皮内テスト

アレルギー反応が予想されるアレルゲンを皮内に注射し、紅斑や膨疹を調べる。アナフィラキシー反応などに注意が必要。[第6章]

日和見感染

感染性の弱い病原体が、患者(宿主)の免疫力が低下することによって感染し、症状が出ることをいう。血液疾患や造血幹細胞移植後などの重度の免疫機能低下が生じる場合に起こりやすい。[第3章][第7章]

広場恐怖

強い不安が生じた場合に、すぐに逃げられない・助けを求められない状況や場所に対して不安を抱く状態。[第1章]

ファンコニ貧血

詳しい発症機構は不明であるが、常染色体劣性の遺伝形式をとる、先天性再生不良性貧血を合併する。染色体が脆弱なため、汎血球減少(進行性)、骨髄異形成症候群、皮膚の色素沈着、身体奇形、低身長、性腺機能不全、悪性腫瘍の合併をきたすことがある。[第3章]

ファンタスティック4

慢性心不全において中心となる以下の4種類の薬を指す。①β受容体遮断薬、②ミネラルコルチコイド受容体遮断薬(MRA)、③アンジオテンシン受容体ネプリライシン阻害薬(ARNI)、④SGLT2阻害薬[第3章]

フィッシャー比

血中の分岐鎖アミノ酸(BCAA)と芳香族アミノ酸(AAA)の比率(BCAA/AAA)を示す。肝機能の低下により芳香族アミノ酸の量が増え、フィッシャー比が低下する。[第4章]

フィラデルフィア(Ph)染色体

9番染色体と22番染色体の相互転座によって形成された染色体であ

る。CML（慢性骨髄性白血病）患者の95%以上でPh染色体が認められる。[第7章]

フェリチン
トランスフェリンによって運ばれてきた鉄と結合して細胞内に鉄を貯蔵し、必要時に鉄を放出する蛋白質。貯蔵鉄量と相関するため、鉄代謝異常（鉄欠乏性貧血など）の治療の指標となる。[第3章]

フォレスター分類
スワンガンツカテーテルという特殊なカテーテルを心臓に挿入し、心臓や周辺の血管にかかる圧から、心不全の状態を4段階で表したもの。急性心不全および慢性心不全の急性増悪期に用いられる。[第3章]

プラーク
血管の内皮細胞に傷がついてLDL-コレステロールが内膜に入り、酸化されることで変性する。それを処理するためにマクロファージが集まり内膜で出滅することで、その死骸やコレステロール、脂肪が溜まってコブのようなものができる。このコブのことをプラークという。[第3章]

プラトー虹彩
虹彩付着部の形態異常により、瞳孔ブロックを生じることなく散瞳によって虹彩が弛緩し、虹彩根部が隅角閉塞をきたす。[第6章]

プリックテスト
Ⅰ型アレルギーに対するテスト。プリック針でアレルゲンを少量皮膚に入れ、紅斑、浮腫などを調べる。[第6章]

ブルンベルグ徴候
反跳痛ともいわれる。腹壁を手で圧迫し、急に手を離した際に強く疼痛を感じる徴候。[第4章]

フローボリューム曲線
縦軸に呼気流速度、横軸に排気量とし、閉塞性換気障害と拘束性換気障害の鑑別や、重症度、治療への反応性の判定などに用いる。スパイロメータを用いて測定する。[第4章]

分化誘導療法
急性前骨髄球性白血病（APL）は、原因となるPML-RARA融合遺伝子により芽球が分化できずAPL細胞が異常増殖している。トレチノイン（ATRA）に代表されるビタミンA誘導体を投与すると、APL細胞の分化が正常に行われ、好中球などの顆粒球が成熟する。これを分化誘導療法と呼ぶ。成熟好中球に分化したAPL細胞は数日で寿命

資料編　用語解説

を迎え、アポトーシスにより消滅する。[第7章]

平衡機能検査

めまいなどの原因や程度を調べる目的で行われ、三半規管、視覚、深部知覚などを調べる検査。[第6章]

閉塞性換気障害

気道の狭窄により、息を吐き出しにくくなる障害。1秒量・1秒率の低下が見られ、気管支喘息やCOPDなどが閉塞性換気障害に分類される。[第4章]

ペースメーカー

徐脈性不整脈に対して使用する。適切な電気刺激を与え続けることで心拍数やリズムをコントロールする。[第3章]

ペナンブラ

脳梗塞の急性期において、血流量が低下しているが細胞が生存しており、早期に血流が再開すれば回復する可逆性がある領域。[第1章]

ベンス・ジョーンズ蛋白

正常な免疫グロブリンは重鎖(H鎖)と軽鎖(L鎖)が2つずつ結合した構造を有するが、多発性骨髄腫で産生されるM蛋白の中にはL鎖単独で存在するものもあり、これをベンス・ジョーンズ蛋白と呼んでいる。糸球体で濾過されるため、近位尿細管に沈着して腎機能障害を引き起こす。一部は尿中に排泄される。[第7章]

芳香族アミン

ベンゼン環などの芳香族基を有するアミノ酸。フェニルアラニン、トリプトファン、チロシンなどをいう。[第7章]

膀胱内注入療法

膀胱がんの再発や進展を予防するために行われる。抗がん剤、BCGワクチン、抗炎症薬などの薬剤をカテーテルを通して直接膀胱内に注入する。[第7章]

ホットフラッシュ

女性更年期障害の代表的な症状で、上半身ののぼせ、ほてり、発汗などの症状が起こる。[第3章]

ボルマン分類

進行胃がんを肉眼的に診断するものである。1型(腫瘤型)、2型(潰瘍限局型)、3型(潰瘍浸潤型)、4型(びまん浸潤型、スキルスともいう)、5型(分類不能)の5つに分類される。[第7章]

ま行

マンモグラフィー

乳房専用のX線撮影のことである。マンモグラフィー単独もしくは視触診との組み合わせで、診断率が向上し、死亡率減少効果が認められているため、早期発見・早期治療に有用である。[第7章]

ミニメンタルステート検査(MMSE)

世界的に使われている神経心理検査。認知機能を様々な視点から客観的に把握する。[第1章]

脈絡膜新生血管

本来脈絡膜に存在しない異常な血管。[第6章]

無効造血

骨髄内での造血細胞の分化・成熟が正常にできずに、血管内に放出される前にアポトーシスで破壊されてしまうことをいう。巨赤芽球性貧血、鉄芽球性貧血などの疾患で見られる。[第3章]

迷走神経刺激法

迷走神経を刺激し、副交感神経の興奮性の高まりが房室伝導を抑制する性質を利用した頻拍停止法。具体的にはバルサルバ法(息をこらえた後の開放)、頸動脈洞圧迫、顔面浸水などの方法がある。[第3章]

メタネフリン

カテコールアミン代謝酵素(COMT)によるアドレナリンの代謝産物。[第5章]

モノアミン仮説

中枢モノアミン(ドパミン、ノルアドレナリン、アドレナリンなど)神経系の機能低下がうつ病の原因だという説。[第1章]

や行・ら行

夜盲

明るいところでは正常に見えるが、暗いところや夜では見えづらくなる状態。鳥目とも言われる。[第6章]

ライ症候群

特に小児の患者で見られるまれな疾患で、急性脳症(脳機能障害)と肝臓の脂肪浸潤が特徴的である。特定のウイルス(水痘やインフルエンザなど)感染の後に、アスピリンを使用することが引き金になると考えられている。主な症状は、激しい嘔吐、嗜眠、興奮、混乱、

発作などが見られ、迅速な治療が必要となる。主な治療法は対症療法で、早期発見と治療が予後に重要な影響を与える。[第4章][第7章]

卵巣チョコレート嚢胞

卵巣で子宮内膜症を発症することにより、月経時に排出されない古い血液(チョコレート様)が嚢胞を形成する。チョコレート嚢胞では、排卵機能障害や腹腔内炎症により不妊になる場合がある。また、破裂・感染・がん化のリスクもあるため、手術療法(嚢胞摘出、卵巣摘出)も検討する。[第3章]

リウマトイド因子(RF)

IgGに対する抗体の総称。関節リウマチの診断に用いられるが、それ以外の自己免疫疾患、肝疾患、感染症などでも陽性になることがある。[第2章]

リエントリー回路

正常の電気回路ではない電気回路が存在するか、または高頻度で無秩序な電気的興奮のために発生する不整脈。[第3章]

輪状暗点

網膜色素変性症の症状の1つ。桿体細胞の多い網膜周辺部から障害されていくため、視野の中央部にリング状に視野欠損が起こる。[第6章]

レシピエント

臓器の移植を受ける患者。[第2章]

レム睡眠行動障害

夢の中の行動を現実でもとってしまう障害。通常、骨格筋が抑制されて睡眠中は動くことができないが、レム睡眠行動障害では、この抑制機構が障害されることにより、睡眠中に大声で寝言を言ったり、歩きだしたり、殴る・蹴るなどの激しい行為を認める。[第1章]

レルミット徴候

脊髄に発生した病変により、頸部を前屈させた時に電気が走るような痛みが背部に走る症状。[第1章]

主な治療薬

抗精神病薬

分類	代表的な治療薬
フェノチアジン系	クロルプロマジン、フルフェナジン
ブチロフェノン系	ハロペリドール、スピペロン
SDA	リスペリドン、ペロスピロン、パリペリドン、ブロナンセリン
MARTA	クエチアピン、オランザピン、クロザピン
DSS	アリピプラゾール、ブレクスピプラゾール

躁・うつ病性障害治療薬

分類	代表的な治療薬
三環系	イミプラミン、アミトリプチリン、ノルトリプチリン、クロミプラミン、アモキサピン
四環系	マプロチリン、ミアンセリン
SSRI	フルボキサミン、パロキセチン、セルトラリン、エスシタロプラム
SNRI	ミルナシプラン、デュロキセチン、ベンラファキシン
NaSSA	ミルタザピン
気分安定薬	炭酸リチウム、カルバマゼピン、ラモトリギン、バルプロ酸
抗不安薬	エチゾラム、オキサゾラム、タンドスピロン、ヒドロキシジン、レボメプロマジン
催眠薬	クアゼパム、フルニトラゼパム、エスタゾラム、リルマザホン、トリアゾラム、ブロチゾラム、ゾルピデム、ゾピクロン、エスゾピクロン
その他	スルピリド、トラゾドン

抗てんかん薬

分類	代表的な治療薬
バルビツール酸系	フェノバルビタール、プリミドン
ベンゾジアゼピン系	ジアゼパム、クロナゼパム、クロバザム

その他	フェニトイン、カルバマゼピン、エトスクシミド、トリメタジオン、バルプロ酸、ゾニサミド、ラモトリギン、ガバペンチン、レベチラセタム

脳出血・くも膜下出血治療薬

分類	代表的な治療薬
脳血管攣縮治療薬	オザグレル、ファスジル
脳浮腫治療薬	濃グリセリン・果糖注射液、D-マンニトール注射液

脳梗塞治療薬

分類	代表的な治療薬
血栓溶解薬	rt-PA(アルテプラーゼ)、u-PA(ウロキナーゼ)
脳保護薬	エダラボン
抗凝固薬	アルガトロバン、ワルファリン、ヘパリン
抗血小板薬	アスピリン、チクロピジン、シロスタゾール、クロピドグレル、オザグレル
脳浮腫治療薬	濃グリセリン・果糖注射液、D-マンニトール注射液
降圧薬	ニカルジピン、ジルチアゼム、ニトログリセリン、ACE阻害薬、ARB、利尿薬
D₂受容体遮断薬	チアプリド
脳循環改善薬	イフェンプロジル
直接経口抗凝固薬	ダビガトラン、リバーロキサバン、アピキサバン、エドキサバン

抗パーキンソン病薬

分類	代表的な治療薬
抗コリン薬	トリヘキシフェニジル、ビペリデン
ドパミン受容体刺激薬	ブロモクリプチン、プラミペキソール、カベルゴリン、ロピニロール
ドパミン放出促進薬	アマンタジン
レボドパ製剤	レボドパ・カルビドパ合剤、レボドパ・ベンセラジド合剤
MAO_B阻害薬	セレギリン
末梢COMT阻害薬	エンタカポン

アデノシンA2A受容体遮断薬	イストラデフィリン
ノルアドレナリン前駆体	ドロキシドパ

認知症治療薬

分類	代表的な治療薬
コリンエステラーゼ阻害薬	ドネペジル、リバスチグミン、ガランタミン
NMDA受容体遮断薬	メマンチン

片頭痛治療薬

分類	代表的な治療薬
トリプタン製剤	スマトリプタン、エレトリプタン、ゾルミトリプタン、リザトリプタン、ナラトリプタン
エルゴタミン製剤	エルゴタミン
抗CGRP抗体薬	ガルカネズマブ

精神刺激薬

分類	代表的な治療薬
中枢神経興奮薬	モダフィニル、メチルフェニデート、ペモリン

アルコール依存症治療薬

分類	代表的な治療薬
断酒薬	アカンプロサート
嫌酒薬	ジスルフィラム、シアナミド
減酒薬	ナルメフェン

抗リウマチ薬

分類	代表的な治療薬
疾患修飾性抗リウマチ薬 (DMARDs)	メトトレキサート、サラゾスルファピリジン、イグラチモド、ブシラミン、ミゾリビン、レフルノミド、タクロリムス
JAK阻害薬	トファシチニブ
生物学的製剤	インフリキシマブ、アダリムマブ、エタネルセプト、トシリズマブ、サリルマブ、アバタセプト

資料編

主な治療薬

225

資料編 主な治療薬

外分泌腺機能促進薬

分類	代表的な治療薬
M₃受容体刺激薬	セビメリン、ピロカルピン

骨粗鬆症治療薬

分類	代表的な治療薬
骨吸収抑制薬	エルカトニン、リセドロン酸、アレンドロン酸、ミノドロン酸、ゾレドロン酸、エチドロン酸、エストラジオール、ラロキシフェン、バゼドキシフェン、イプリフラボン、アルファカルシドール、エルデカルシトール、デノスマブ
骨形成促進薬	メナテトレノン、テリパラチド

抗不整脈薬

分類	代表的な治療薬
Ⅰ群	キニジン、プロカインアミド、ジソピラミド、シベンゾリン、リドカイン、メキシレチン、アプリンジン、プロパフェノン、ピルシカイニド、フレカイニド
Ⅱ群	プロプラノロール、アテノロール、ビソプロロール
Ⅲ群	アミオダロン、ソタロール、ニフェカラント
Ⅳ群	ベラパミル、ジルチアゼム、ベプリジル
ジゴキシン製剤	ジゴキシン、デスラノシド

急性心不全治療薬

分類	代表的な治療薬
強心薬	ジゴキシン、ドパミン、ドブタミン、ノルアドレナリン、コルホルシンダロパート
ホスホジエステラーゼⅢ阻害薬	ミルリノン、オルプリノン
硝酸薬	ニトログリセリン、硝酸イソソルビド、ニコランジル
その他	フロセミド、カルペリチド

慢性心不全治療薬	
分類	代表的な治療薬
ACE阻害薬	エナラプリル、リシノプリル
ARB	カンデサルタン、アジルサルタン
β受容体遮断薬	カルベジロール、ビソプロロール
利尿薬	トリクロルメチアジド、ヒドロクロロチアジド、フロセミド、トラセミド、トルバプタン、スピロノラクトン、トリアムテレン、エプレレノン
ジギタリス製剤	ジゴキシン、デスラノシド
その他	ピモベンダン、カルペリチド

虚血性心疾患治療薬	
分類	代表的な治療薬
発作予防薬	プロプラノロール、アテノロール、メトプロロール、ビソプロロール、ニフェジピン、ジルチアゼム、ベラパミル、アムロジピン、ニトログリセリン、硝酸イソソルビド、ニコランジル
心筋梗塞慢性期治療薬	アスピリン、クロピドグレル、プラスグレル、チクロピジン、ワルファリン、アトルバスタチン、ロスバスタチン

降圧薬	
分類	代表的な治療薬
Ca遮断薬	ニフェジピン、シルニジピン、ニカルジピン、アムロジピン、ジルチアゼム
ACE阻害薬	カプトプリル、エナラプリル、リシノプリル
ARB	カンデサルタン、テルミサルタン、ロサルタン、イルベサルタン、バルサルタン、オルメサルタン、アジルサルタン
利尿薬	ヒドロクロロチアジド、トリクロルメチアジド、スピロノラクトン、エプレレノン
その他	ラベタロール、メチルドパ、ヒドララジン

貧血治療薬	
分類	代表的な治療薬
経口鉄剤	クエン酸第一鉄、溶性ピロリン酸第二鉄

ビタミンB$_{12}$製剤	シアノコバラミン、ヒドロキソコバラミン、メコバラミン

前立腺肥大症治療薬

分類	代表的な治療薬
α$_1$受容体遮断薬	タムスロシン、ナフトピジル
5α還元酵素阻害薬	デュタステリド
その他	クロルマジノン、アリルエストレノール、タダラフィル

婦人科系治療薬

分類	代表的な治療薬
LH-RH刺激薬	リュープロレリン、ゴセレリン、ブセレリン
黄体ホルモン製剤	ジエノゲスト

気管支喘息治療薬

分類	代表的な治療薬
短時間作用型β$_2$受容体刺激薬(吸入)	サルブタモール、プロカテロール、フェノテロール
長時間作用型β$_2$受容体刺激薬	サルメテロール(吸入)、ツロブテロール(貼付)、クレンブテロール(経口)
抗アレルギー薬	ケトチフェン、エピナスチン、プランルカスト、セラトロダスト、スプラタスト
ステロイド薬(吸入)	ベクロメタゾン、フルチカゾン、ブデソニド
その他	オマリズマブ(皮下注)

COPD治療薬

分類	代表的な治療薬
長時間作用型抗コリン薬	チオトロピウム、グリコピロニウム
長時間作用型β$_2$受容体刺激薬	サルメテロール、ホルモテロール、インダカテロール、ツロブテロール
ステロイド薬(吸入)	ベクロメタゾン、フルチカゾン
その他	テオフィリン、ブロムヘキシン、カルボシステイン

資料編　主な治療薬

肺結核治療薬

分類	代表的な治療薬
抗結核薬	イソニアジド、リファンピシン、ストレプトマイシン、エタンブトール

消化性潰瘍治療薬

分類	代表的な治療薬
PPI	オメプラゾール、エソメプラゾール、ランソプラゾール、ラベプラゾール、ボノプラザン
H_2受容体遮断薬	シメチジン、ラニチジン、ファモチジン、ラフチジン
防御因子増強薬	スクラルファート、ゲファルナート、テプレノン、レバミピド

潰瘍性大腸炎治療薬

分類	代表的な治療薬
5-ASA製剤	サラゾスルファピリジン
抗TNF-α抗体製剤	インフリキシマブ、アダリムマブ
その他	メサラジン、プレドニゾロン、タクロリムス、アザチオプリン

B型肝炎治療薬

分類	代表的な治療薬
DNAポリメラーゼ阻害薬	エンテカビル、テノホビル、ラミブジン

急性膵炎治療薬

分類	代表的な治療薬
蛋白質分解酵素阻害薬	ガベキサート、ナファモスタット
鎮痛薬	ブプレノルフィン、ペンタゾシン、NSAIDs

過敏性腸症候群治療薬

分類	代表的な治療薬
消化管運動改善薬	ポリカルボフィルカルシウム、メペンゾラート、ラモセトロン、ルビプロストン

資料編　主な治療薬

血糖降下薬	
分類	代表的な治療薬
SU薬	グリクラジド、グリベンクラミド、グリメピリド
速効型インスリン分泌促進薬	ナテグリニド、ミチグリニド、レパグリニド
ビグアナイド薬	メトホルミン、ブホルミン
チアゾリジン薬	ピオグリタゾン
α-グルコシダーゼ阻害薬	アカルボース、ボグリボース、ミグリトール
DPP-4阻害薬	シタグリプチン、ビルダグリプチン、リナグリプチン、トレラグリプチン、オマリグリプチン
SGLT2阻害薬	イプラグリフロジン、ダパグリフロジン
GLP-1受容体作動薬	リラグルチド、エキセナチド、リキシセナチド、デュラグルチド、セマグルチド

脂質異常症治療薬	
分類	代表的な治療薬
HMG-CoA還元酵素阻害薬	プラバスタチン、シンバスタチン、アトルバスタチン、ピタバスタチン、ロスバスタチン、フルバスタチン
フィブラート系薬	ベザフィブラート、フェノフィブラート
陰イオン交換樹脂	コレスチラミン、コレスチミド
その他	プロブコール、イコサペント酸エチル、オメガ-3脂肪酸エチル、ガンマオリザノール、エボロクマブ

尿酸降下薬	
分類	代表的な治療薬
尿酸生成抑制薬	アロプリノール、フェブキソスタット
尿酸排泄促進薬	プロベネシド、ベンズブロマロン、ブコローム

緑内障治療薬	
分類	代表的な治療薬
β受容体遮断薬	チモロール、カルテオロール
炭酸脱水酵素阻害薬	アセタゾラミド、ドルゾラミド、ブリンゾラミド

PGF$_{2\alpha}$誘導体	ラタノプロスト、トラボプロスト、タフルプロスト、ビマトプロスト
その他	ブナゾシン、ピロカルピン、アプラクロニジン、ブリモニジン、リパスジル

抗アレルギー薬

分類	代表的な治療薬
H$_1$受容体遮断薬	クロルフェニラミン、ジフェンヒドラミン、フェキソフェナジン、ロラタジン、エピナスチン、アゼラスチン、ケトチフェン
ロイコトリエン受容体遮断薬	プランルカスト、モンテルカスト
ケミカルメディエーター遊離抑制薬	クロモグリク酸、トラニラスト

抗菌薬

分類	代表的な治療薬
マクロライド系	クラリスロマイシン、エリスロマイシン、アジスロマイシン
テトラサイクリン系	テトラサイクリン、ミノサイクリン
ニューキノロン系	レボフロキサシン、ノルフロキサシン、シプロフロキサシン
ペニシリン系(β-ラクタム系)	ベンジルペニシリン、アモキシシリン、アンピシリン、バカンピシリン
セフェム系(β-ラクタム系)	セフメタゾール、セファレキシン、セフジニル、セフカペン ピボキシル
カルバペネム系(β-ラクタム系)	イミペネム、メロペネム
モノバクタム系(β-ラクタム系)	アズトレオナム
グリコペプチド系	バンコマイシン、テイコプラニン

抗真菌薬

分類	代表的な治療薬
アゾール系	イトラコナゾール、ミコナゾール、ボリコナゾール、ルリコナゾール

資料編 主な治療薬

抗インフルエンザ治療薬

分類	代表的な治療薬
ノイラミニダーゼ阻害薬	ザナミビル、オセルタミビル、ラニナミビル
その他	バロキサビルマルボキシル、アマンタジン

抗HIV薬

分類	代表的な治療薬
HIV逆転写酵素阻害薬	ジドブジン、アバカビル、ラミブジン、ネビラピン、エファビレンツ、リルピビリン
HIVプロテアーゼ阻害薬	リトナビル、ネルフィナビル
その他	マラビロク

化学療法薬

分類	代表的な治療薬
アルキル化薬	シクロホスファミド、イホスファミド、ブスルファン、ベンダムスチン
核酸代謝拮抗薬	メルカプトプリン、フルオロウラシル(5-FU)、テガフール、ドキシフルリジン、カペシタビン、テガフール・ギメラシル・オテラシル(S-1)、シタラビン、ゲムシタビン
葉酸代謝拮抗薬	メトトレキサート
抗腫瘍性抗生物質	ドキソルビシン、ダウノルビシン、ブレオマイシン、マイトマイシンC
抗腫瘍植物アルカロイド	ビンクリスチン、ビンブラスチン、パクリタキセル、ドセタキセル、イリノテカン、エトポシド
白金製剤	シスプラチン、オキサリプラチン、カルボプラチン

分子標的薬

分類	代表的な治療薬
BCR-ABLチロシンキナーゼ阻害薬	イマチニブ、ダサチニブ、ニロチニブ
EGFR阻害薬	ゲフィチニブ、エルロチニブ、アファチニブ
ALK阻害薬	クリゾチニブ、アレクチニブ
HER2阻害薬	トラスツズマブ、ペルツズマブ、ラパチニブ

CDK4/6阻害薬	パルボシクリブ、アベマシクリブ
PARP阻害薬	オラパリブ
免疫チェックポイント阻害薬	ニボルマブ、ペムブロリズマブ、アテゾリズマブ、イピリムマブ
BRAF阻害薬	ダブラフェニブ、エンコラフェニブ、ベムラフェニブ
MEK阻害薬	トラメチニブ、ビニメチニブ

ステロイド外用薬の薬効の強さの分類

分類	一般名
ストロンゲスト（Ⅰ群）	クロベタゾールプロピオン酸エステル
	ジフロラゾン酢酸エステル
ベリーストロング（Ⅱ群）	モメタゾンフランカルボン酸エステル
	ベタメタゾンジプロピオン酸エステル
	フルオシノニド
	ベタメタゾン酪酸エステルプロピオン酸エステル
	ジフルプレドナート
	アムシノニド
	ジフルコルトロン吉草酸エステル
	酪酸プロピオン酸ヒドロコルチゾン
ストロング（Ⅲ群）	デプロドンプロピオン酸エステル
	デキサメタゾンプロピオン酸エステル
	デキサメタゾン吉草酸エステル
	ベタメタゾン吉草酸エステル
	フルオシノロンアセトニド
ミディアム（Ⅳ群）	プレドニゾロン吉草酸エステル酢酸エステル
	トリアムシノロンアセトニド
	アルクロメタゾンプロピオン酸エステル
	クロベタゾン酪酸エステル
	ヒドロコルチゾン酪酸エステル
	デキサメタゾン
ウィーク（Ⅴ群）	プレドニゾロン

主な検査と基準値

資料編 / 主な検査と基準値

血液

赤血球数(RBC)
血液中に含まれる赤血球数。高値で多血症、低値で貧血などを示す。

男性：435 〜 555万/μL
女性：386 〜 492万/μL

白血球数(WBC)
血液中に含まれる白血球数。炎症や血液疾患の診断に用いる。

3300 〜 8600/μL

ヘモグロビン(Hb)
赤血球中に含まれるヘモグロビン(血色素)濃度。

男性：13.7 〜 16.8g/dL
女性：11.6 〜 14.8g/dL

ヘマトクリット値(Ht)
血液に占める赤血球の容積の割合。

男性：40.7 〜 50.1%
女性：35.1 〜 44.4%

血小板数(PLT)
血中に含まれる血小板数。出血傾向の指標となる。

15.8 〜 34.8万/μL

赤血球沈降速度(赤沈)※
赤血球の沈降する速度。炎症反応などの指標となる。

男性：2 〜 10mm/h
女性：3 〜 15mm/h

血液凝固系

プロトロンビン時間(PT)※
試薬を加えて血液が凝固するまでの時間。外因系凝固異常の指標となる。

凝固時間：10 〜 12秒
活性比：70 〜 120%
プロトロンビン比：0.85 〜 1.2

活性化部分トロンボプラスチン時間(APTT)※
試薬を加えて血液が凝固するまでの時間。内因系凝固異常の指標となる。

30 〜 40秒

電解質・金属

ナトリウム(Na)
体液の浸透圧やpH調節を担う電解質。水代謝異常の指標となる。
138 〜 145mmol/L

カリウム(K)
筋収縮や神経伝達を担う電解質。高値で不整脈などを起こすことがある。
3.6 〜 4.8mmol/L

クロール(Cl)
体内の浸透圧の調節を担う電解質。酸塩基平衡の指標となる。
101 〜 108mmol/L

カルシウム(Ca)
99%が骨に存在。血液中では生理機能調節に関与している。
8.8 〜 10.1mg/dL

無機リン(Pi)
Ca代謝と関係する。腎機能が低下すると数値が上昇。
2.7 〜 4.6mg/dL

鉄(Fe)
Hbの合成に利用される。貧血の鑑別に用いる。
40 〜 188μg/dL

肝機能

アスパラギン酸アミノトランスフェラーゼ(AST)
心筋、肝、骨格筋などに多く存在する。各臓器の障害により数値が上昇する。
13 〜 30U/L

アラニンアミノトランスフェラーゼ(ALT)
主に肝臓に存在する。ASTと併用することが多く、肝疾患の鑑別に用いる。
男性: 10 〜 42U/L
女性: 7 〜 23U/L

乳酸脱水素酵素(LDH)
各種組織に幅広く存在する。各種組織の損傷により数値が上昇する。
124 〜 222U/L

コリンエステラーゼ(ChE)
肝臓で合成され、肝臓、心臓、膵臓などに多く存在する。肝機能の指標となる。
男性: 240 〜 486U/L
女性: 201 〜 421U/L

総ビリルビン(T-Bill)
間接ビリルビンと直接ビリルビンの総量。黄疸などの診断に用いる。
0.4 〜 1.5mg/dL

資料編　主な検査と基準値

資料編　主な検査と基準値

直接ビリルビン(D-Bill)※ 間接ビリルビンが肝臓で抱合された物質。肝機能の指標となる。	0.0 ～ 0.2mg/dL
間接ビリルビン(I-Bill)※ 老化した赤血球の破壊により生じる物質。溶血性貧血の診断に用いる。	0.3 ～ 1.0mg/dL
γグルタミルトランスペプチダーゼ(γ-GTP) 肝臓、腎臓、膵臓などに存在する。肝臓・胆道障害の指標。アルコールで数値が上昇しやすい。	男性：13 ～ 64U/L 女性：9 ～ 32U/L

炎症反応

C反応性蛋白質(CRP) 体内で炎症が起きた時に血液中に増加する。炎症や組織破壊性病変の指標となる。	0.00 ～ 0.14mg/dL

糖

空腹時血糖 空腹の状態で血液中に存在する糖。食後に上昇し、インスリンにより元に戻る。糖代謝能の指標となる。	73 ～ 109mg/dL
食後2時間血糖※ 食べ始めて2時間後の血中に存在する糖。インスリン分泌能の指標となる。	140mg/dL未満
HbA1C 血中のブドウ糖と結合したヘモグロビンのこと。過去1 ～ 2ヶ月前の平均的な血糖値を反映している。	4.9 ～ 6.0%

蛋白質・脂質系

総蛋白質(TP) 主に肝臓で合成される。アルブミンとグロブリンの総量。栄養・肝機能障害などで数値が低下する。	6.6 ～ 8.1g/dL
アルブミン(Alb)※ 肝臓で合成され、血清中に最も多く存在する蛋白質。栄養・肝・腎障害などで数値が低下する。	4.1 ～ 5.1g/dL

総コレステロール(TC)	$142 \sim 248$mg/dL
肝臓で合成される物質。数値が高いと動脈硬化、心筋梗塞、狭心症、脳梗塞などのリスクが高まる。	
トリグリセリド(TG)	男性：$40 \sim 234$mg/dL 女性：$30 \sim 117$mg/dL
体脂肪の大部分を占める物質。数値が高いと動脈硬化、高脂血症、脂肪肝のリスクが高まる。	
HDL-コレステロール(HDL-C)	男性：$38 \sim 90$mg/dL 女性：$48 \sim 103$mg/dL
善玉コレステロールとも呼ばれ、コレステロールを末梢組織から肝臓へ運搬するリポ蛋白質。	
LDL-コレステロール(LDL-C)	$65 \sim 163$mg/dL
悪玉コレステロールとも呼ばれ、コレステロールを動脈壁の細胞に運搬するリポ蛋白質。	

腎機能

血中尿素窒素(BUN)	$8 \sim 20$mg/dL
蛋白質代謝による生産物。腎機能低下により数値が上昇する。	
クレアチニン(Cr)	男性：$0.65 \sim 1.07$mg/dL 女性：$0.46 \sim 0.79$mg/dL
筋肉中に存在するクレアチンの最終産物。腎機能の指標となる。	
クレアチニン・クリアランス(Ccr)※	男性：$90 \sim 120$mL/分/1.73㎡ 女性：$80 \sim 110$mL/分/1.73㎡
1分間の糸球体濾過量の近似値。腎機能の指標となる。	
尿酸(UA)	男性：$3.7 \sim 7.8$mg/dL 女性：$2.6 \sim 5.5$mg/dL
プリン体代謝の最終産物。腎機能などの指標となる。数値が高いと高尿酸血症となり、痛風のリスクが高まる。	
推算糸球体濾過量(eGFR)※	100mL/分/1.73㎡以上
年齢・性別を考慮に入れて推算された糸球体濾過量。	

資料編　主な検査と基準値

その他	
クレアチンキナーゼ(CK) 筋肉内に存在する酵素。筋肉の損傷により血中に遊離し、数値が上昇する。	男性：59 〜 248U/L 女性：41 〜 153U/L
アミラーゼ 膵臓、唾液腺から分泌される。膵疾患の診断に用いられる。	44 〜 132U/L
アルカリホスファターゼ(ALP) 肝臓、腎臓、腸粘膜、骨などで合成される。胆汁うっ血や肝機能の低下や骨疾患などにより数値が上昇する。	38 〜 113U/L [ALP(IFCC)]
pH* 体内の酸と塩基のバランスを表す指標。酸塩基平衡の指標となる。	7.35 〜 7.45

出典
※印の項目：奈良信雄著『看護師のための検査値・数式事典』(秀和システム)
上記以外の項目：日本臨床検査標準協議会　基準範囲共用化委員会編『日本における主要な臨床検査項目の共用基準範囲』(https://www.jccls.org/wp-content/uploads/2022/10/kijyunhani20221031.pdf)

疾患名(見出し語)索引

数字・アルファベット

1型糖尿病	106
2型糖尿病	107
A型肝炎	93,156
B型肝炎(成人)	94,157
C型肝炎	95,158
IgA腎症	70
QT延長症候群(LQTS)	48
WPW症候群	44

あ行

亜急性甲状腺炎	118
悪性貧血(巨赤芽球性貧血)	59
アジソン病	124
アテローム血栓性脳梗塞	19
アトピー性皮膚炎	135
アナフィラキシーショック	32
アニサキス症	169
アフタ性口内炎	133
アルコール依存症	29
アルツハイマー型認知症	22
アルドステロン症	123
アレルギー性鼻炎	132
安静(冠攣縮性)狭心症	51
胃がん	179
異常分娩	79
胃食道逆流症(GERD)	89
咽頭結膜熱(プール熱)	161
インフルエンザウイルス感染症	87,156
ウイルス性下痢	161
右心不全	50
うつ病性障害	5
エプスタイン・バール・ウイルス(EBV)感染症	154

か行

回虫症	168
潰瘍性大腸炎(UC)	92
解離性障害	9
過活動膀胱(OAB)	68
下垂体前葉機能低下症	115
かぜ症候群	84,160
褐色細胞腫	121
痂皮性(非水疱性)膿痂疹	148
過敏性腸症候群(IBS)	102
花粉症	32
加齢黄斑変性症(滲出型)	128
がん悪液質	192
肝がん(肝細胞がん)	181
肝硬変	98
間質性肺炎	84
関節リウマチ(RA)	33
乾癬	138
感染性角膜炎	129
感染性心内膜炎	57,150
感染性腸炎	103
気管支喘息	82
機能性ディスペプシア(FD)	102
偽膜性大腸炎	144
急性肝不全(劇症肝炎)	97
急性気管支炎	85,160
急性骨髄性白血病(AML)	170
急性糸球体腎炎(溶連菌感染後)	69
急性膵炎	101
急性前骨髄球性白血病(APL/M_3)	171

239

疾患名（見出し語）索引

急性胆管炎	100
急性胆嚢炎	100
急性中耳炎	133
急性虫垂炎	104
急性扁桃腺炎	134
急性リンパ性白血病（ALL）	172
橋出血	16
蟯虫症	169
強迫性障害	8
恐怖性不安障害	9
胸膜炎	88,150
ギラン・バレー症候群	2
筋萎縮性側索硬化症（ALS）	27
筋ジストロフィー	2
緊張型頭痛	25
クッシング症候群	122
くも膜下出血	17
クレチン症	119
クローン病（CD）	92
群発性頭痛	25
血栓性血小板減少性紫斑病（TTP）	63
結膜炎	129,144
血友病	62
原発性開放隅角緑内障	126
原発性閉塞隅角緑内障	127
甲状腺機能亢進症（バセドウ病）	117
高浸透圧高血糖症候群（HHS）	108
光線過敏症	139
好中球（顆粒球）減少症	64
後天性免疫不全症候群（AIDS）	159
後天梅毒	146
高尿酸血症	112
高プロラクチン血症	114
抗リン脂質抗体症候群（APS）	35

骨粗鬆症	37
骨軟化症・くる病	38

さ行

細菌性肺炎	85
再生不良性貧血	60
サイトメガロウイルス（CMV）感染症	154
左心不全	49
シェーグレン症候群	35
子宮筋腫	77
子宮頸がん	189
子宮体がん	189
子宮内膜症	77
刺激誘発型蕁麻疹	136
自己免疫性肝炎（AIH）	96
自己免疫性溶血性貧血（AIHA）	61
脂質異常症	111
視床出血	15
脂肪肝	97
重症筋無力症	3
腫瘍崩壊症候群（TLS）	173
消化性潰瘍（胃潰瘍）	90
消化性潰瘍（十二指腸潰瘍）	91
小細胞肺がん	185
上室性（心房性）期外収縮（APC）	40
小脳出血	16
褥瘡	140
食道がん	180
女性更年期障害	76
腎盂腎炎（上部尿路感染症）	71
腎盂・尿管がん	187
新型コロナウイルス感染症（COVID-19）	87
腎がん（腎細胞がん）	187
心気障害	11

心筋梗塞. **52**
腎血管性高血圧. **54**
腎結石(上部尿路結石). **73**
心原性ショック. **55**
心原性脳塞栓症. **20**
腎後性急性腎不全[急性腎不全
(AKI)]. **66**
深在性カンジダ症. **164**
心室細動(VF). **46**
心室性期外収縮(VPC). **41**
心室頻拍(VT). **45**
尋常性ざ瘡(にきび). **140**
心身症. **11**
腎性急性腎不全[急性腎不全
(AKI)]. **66**
腎性貧血. **61**
腎前性急性腎不全[急性腎不全
(AKI)]. **65**
心的外傷後ストレス障害(PTSD)
. . . . **10**
心房細動(AF). **42**
膵がん. **181**
水痘・帯状疱疹ウイルス(VZV)
感染症. **153**
水疱症. **138**
水疱性膿痂疹. **149**
髄膜炎. **26,148**
スティーブンス・ジョンソン症
候群(皮膚粘膜眼症候群). . . **137**
性器クラミジア感染症. **147**
成人T細胞白血病/リンパ腫
(ATL). **176**
赤痢アメーバ症. **167**
接触性皮膚炎. **139**
全身性エリテマトーデス(SLE)
. . . . **34**
先端巨大症. **114**
前頭側頭型認知症. **24**

全般性不安障害. **7**
前立腺がん. **188**
前立腺肥大症(BPH). **75**
臓器移植後拒絶反応. **36**
双極性障害. **6**
早産(切迫早産を含む). **78**
僧帽弁狭窄症(MS). **56**
僧帽弁閉鎖不全症(MR). . . . **57**

た行

大腸がん(散発性). **178**
大動脈弁狭窄症(AS). **55**
大動脈弁閉鎖不全症(AR). . . **56**
多発性硬化症(MS). **27**
多発性骨髄腫(MM). **177**
胆管がん. **182**
単純ヘルペスウイルス(HSV)感
染症. **153**
男性更年期障害(加齢性腺機能
低下症/LOH症候群). **76**
男性性機能不全. **80**
胆石症. **99**
胆嚢がん. **182**
腟トリコモナス症. **168**
注意欠如・多動症(ADHD). **28**
腸管出血性大腸菌(EHEC)感染
症. **143**
痛風. **113**
低活動膀胱. **69**
低血糖症(薬剤性). **110**
適応障害. **8**
鉄欠乏性貧血. **58**
てんかん(全般発作). **13**
てんかん(部分発作). **12**
頭蓋内圧亢進症. **18**
統合失調症. **4**
糖尿病ケトアシドーシス(DKA)
. . . . **108**

糖尿病性神経障害 109
糖尿病性腎炎 70
糖尿病性網膜症 109
動揺病(乗り物酔い) 131
特発性血小板減少性紫斑病
(ITP) 63
特発性蕁麻疹 136

な行

ナルコレプシー 28
乳がん 186
ニューモシスチス肺炎 166
尿管結石(上部尿路結石) . . 74
尿道炎(下部尿路感染症) . . 72,145
尿道結石(下部尿路結石) . . 75
尿崩症 116
妊娠高血圧症候群(妊娠中毒症)
. . . . 79
ネフローゼ症候群 68
脳炎 26,155
脳血管性認知症 23
脳腫瘍 190
脳ヘルニア 19

は行

パーキンソン病 21
肺アスペルギルス症 165
肺結核 88,145
敗血症 152
肺血栓塞栓症 53
肺腺がん(非小細胞肺がん) . . 184
肺大細胞がん(非小細胞肺がん)
. . . . 183
肺扁平上皮がん(非小細胞肺がん)
. . . . 183
白癬 135,166
白内障 128

播種性血管内凝固症候群(DIC)
. . . . 64
破傷風 152
パニック障害 7
被殻出血 14
ヒトヘルペスウイルス(HHV)
6・7型感染症 155
皮膚がん 191
非ホジキンリンパ腫(NHL)
. . . . 176
百日咳 142
表在性カンジダ症 164
不安定狭心症 52
風疹(三日はしか) 163
副甲状腺機能亢進症(原発性)
. . . . 120
副甲状腺機能低下症 121
副鼻腔炎 132
腹膜炎 104
ぶどう膜炎 130
不妊症 80
閉塞性動脈硬化症(ASO) . . 54
ベーチェット病 36
変形性関節症 38
片頭痛 24
蜂窩織炎(蜂巣炎) 149
膀胱炎(下部尿路感染症) . . 72
膀胱がん 188
膀胱結石(下部尿路結石) . . 74
房室ブロック 47
ホジキンリンパ腫(HL) . . . 175
発作性上室性頻拍(PSVT) . . 43
本態性高血圧症 53

ま行

マイコプラズマ肺炎 86,143
麻疹(はしか) 162
マラリア 167

慢性甲状腺炎(橋本病) 119
慢性骨髄性白血病(CML)... 174
慢性腎臓病(CKD) 67
慢性膵炎 101
慢性閉塞性肺疾患(COPD) .. 83
慢性便秘 103
慢性リンパ性白血病(CLL).. 175
無痛性甲状腺炎 118
メチシリン耐性黄色ブドウ球菌
(MRSA)感染症 151
メニエール病 131
網膜色素変性症 130
もやもや病(ウィリス動脈輪閉
塞症) 18

や行・ら行

薬剤性過敏症症候群 137
薬剤性肝障害 96
薬剤性腎症 71
薬物依存症 29
葉酸欠乏性貧血(巨赤芽球性貧
血) 60
ラクナ梗塞 20
卵巣がん 190
流行性耳下腺炎(おたふくかぜ)
.... 163
流産 78
緑膿菌感染症 151
淋菌感染症 147
レジオネラ肺炎 86
レビー小体型認知症 23
労作性(器質性)狭心症 51

疾患名(見出し語)索引

243

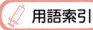

数字

1秒率 82,83,194
1秒量 82,194
24時間食道pHモニタリング
. . . . 89,194
75gOGTT（経口ブドウ糖負荷試験）. 107,194

A

ABVD療法. 175,194
aCL（抗カルジオリピン抗体）
. . . . 35,194
ALK融合遺伝子. 183,184,194
ALP（アルカリホスファターゼ）
. . . . 38,96,99,10,195
APC遺伝子. 178,195
ASK（抗ストレプトキナーゼ抗体）. 69,134,195
ASO（抗ストレプトリジン-O抗体）. 69,134,195

B

BCR-ABLチロシンキナーゼ
. . . . 174,195
BCR-ABL融合遺伝子 . . . 174,195
BNP（脳性ナトリウム利尿ペプチド）. 49,50,195
BRAF遺伝子変異. . . . 184,191,195
BRCA1. 186
BRCA1/BRCA2. 196
BRCA2. 186
B細胞. 175,176,196
B症状 175,176,196

C

CAPOX（CapeOX） 178,196
CAR-T細胞療法. 172,177,196
CD20抗原陽性B細胞. 196
CD4陽性T細胞. 159,197
CHOP療法. 176,197
CTA（CT血管造影法） 54,197
CTR（心胸郭比） 49,50,197

D

DCC遺伝子 178,197
DXA法（Dual-energy X-ray Absorptiometry）. 37,197
Dダイマー 64,197

E・F

EGFR. 183,184,197
ELISA法（酵素結合免疫吸着検査法）. 138,198
FDP（フィブリノゲン・フィブリン分解産物）. 64,198
FOLFIRI. 178,198
FOLFIRINOX 181,198
FOLFOX 178,198
FT_3. 117,118,119
FT_3/FT_4 198
FT_4. 117,118,119
FTA-ABS法. 146,198

H

HAV（Hepatitis A virus）
. . . . 93,156,199
HbA1c 106,107,199
HBV（Hepatitis B virus）
. . . . 94,157,199

HCV(Hepatitis C virus)
・・・・・・・・・・・・・・95,158,199

HDRS(Hamilton Depression
Rating Scale)・・・・・・・・5,6,199

HER2・・・・・・・・・・・・179,186,199

H-FABP(心臓型脂肪酸結合蛋
白)・・・・・・・・・・・・・・・・・52,199

HLA(Human Leukocyte
Antigen＝ヒト白血球抗原)
・・・・・・・・・・・・・・・・・・36,199

Hoehn&Yahrの重症度分類
・・・・・・・・・・・・・・・・・・21,199

● I・K・L

ICD(国際疾病分類)・・・・・29,199

IFN-γ遊離試験 ・・・・33,88,145,200

IGF-I(ソマトメジンC)・・114,200

KL-6(シアル化糖鎖抗原KL-6)
・・・・・・・・・・・・・・・・・・84,200

LA(ループスアンチコアグラン
ト)・・・・・・・・・・・・・・・・・35,200

LAMP法・・・・・・・・86,142,143,200

LH比・・・・・・・・・・・・・・111,200

● M・N

MBP(ミエリン塩基性蛋白)
・・・・・・・・・・・・・・・・・・27,200

MCHC(平均赤血球血色素濃度)
・・・・・・・・・・・・・・・・58,61,201

MCV(平均赤血球容積)
・・・・・・・・・・・・58,59,60,61,201

MET遺伝子・・・・・・・・・・184,201

MMP-3(マトリックスメタロプ
ロテイナーゼ-3)・・・・・・・33,201

MPO染色・・・・・・・170,171,172,201

MRA(磁気共鳴血管撮影法)
・・・・・・・・・・・・・・・18,54,201

NK細胞(Natural Killer Cell)
・・・・・・・・・・・・・・・・176,201

NPUAP分類・・・・・・・・・140,201

NYHA分類・・・・・・・・・49,50,201

● O・P

on-off現象 ・・・・・・・・・・・21,202

p53遺伝子 ・・・・・・・・・・178,202

PaCO₂(動脈血二酸化炭素分圧)
・・・・・・・・・・・・・・・・・・83,202

PAIgG(血小板結合性免疫グロ
ブリンG)・・・・・・・・・・・・63,202

PML-RARA融合遺伝子・・171,202

PTA(経皮的血管形成術)・・54,202

● Q・R

qSOFA(quick SOFA)・・152,202

RAS遺伝子 ・・・・・・・・・・178,202

RET ・・・・・・・・・・・・・・184,203

ROS1融合遺伝子・・・・・・・184,203

● S

S-1・・・・・・・・・・・・179,181,182,203

SaO₂(動脈血酸素飽和度)
・・・・・・・・・・・・・・・・・・83,203

SDS(Self-rating Depression
Scale) ・・・・・・・・・・・・5,6,203

SPECT・PET検査 ・・・・・・23,203

STS法・・・・・・・・・・・・・146,203

● T

T₃・・・・・・・・・・・・・・・・・・・117

T₃/T₄ ・・・・・・・・・・・・・・・・203

T₄・・・・・・・・・・・・・・・・・・・117

TdP(トルサード・ド・ポアンツ)
・・・・・・・・・・・・・・・・・48,204

TIBC(総鉄結合能)・・・・・58,204

TNF-α（Tumor Necrosis Factor-α）. **92,107,204**
TPHA法. **146,204**
T細胞. **176,204**

U・V・W

UIBC（不飽和鉄結合能）
. . . . **58,60,204**
VCAP-AMP-VECP療法
. . . . **176,204**
von Willebrand因子（vWF）切
断酵素（ADAMTS13）. . . . **63,205**
wearing-off現象. **21,205**

あ行

悪性症候群. **21,205**
悪性リンパ腫. **175,176,205**
アディポネクチン. **107,205**
アニオンギャップ（AG）. . **108,205**
アポトーシス. **171,205**
植え込み型除細動器（ICD）
. . . . **45,48,206**
エドロホニウム試験. **3,206**
エリスロポエチン（EPO）
. . . . **61,177,206**
オリゴクローナルバンド. . **27,206**

か行

回帰発症. **153,206**
過活動膀胱症状スコア
（OABSS）. **68,206**
カテーテルアブレーション
. . . . **42,43,44,45,206**
カテコールアミン. **121,206**
カプトプリル負荷試験. . . **123,206**
花弁状核. **176,206**
仮面高血圧. **53,207**
仮面様顔貌. **21,207**

カルディオバージョン
. . . . **42,43,44,45,207**
寛解. **27,92,171,207**
間欠性跛行. **54,207**
肝性脳症. **97,207**
間接ビリルビン. **61,207**
桿体細胞. **130,207**
丸薬丸め運動. **21,207**
偽ポリポーシス. **92,207**
求心性視野狭窄. **130,207**
球麻痺. **27,208**
共同偏視. **14,15,16,208**
クインケ徴候. **56,208**
クスマウル大呼吸. **108,208**
クッシング現象. **18,208**
クリッピング術. **17,208**
グルタミン酸仮説. **4,208**
経皮的冠動脈インターベンショ
ン（PCI）. **51,52,208**
血液浄化療法
. . . . . . **2,3,27,34,63,65,66,97,173,208**
血管仮説. **24,208**
血清鉄. **58,60,208**
コイル塞栓術. **17,209**
抗CCP（環状シトルリン化ペプ
チド）抗体. **33,209**
抗ds-DNA抗体. **34,209**
抗GAD（グルタミン酸デカルボ
キシラーゼ）抗体. **106,209**
抗Sm抗体. **34,209**
抗SS-A抗体. **35,209**
抗SS-B抗体. **35,209**
抗Tg（サイログロブリン）抗体
. . . . **119,209**
抗TPO（甲状腺ペルオキシダー
ゼ）抗体. **119,209**
構音障害. **19,20,27,209**
高血圧クリーゼ. **121,209**

用語索引

高サイトカイン血症. **152,210**
抗精神病薬. **4,6,22,23,210**
拘束性換気障害. **84,210**
骨打ち抜き像. **177,210**
コルポスコピー検査. **189,210**

さ行

再灌流療法. **52,210**
細隙灯顕微鏡検査. **128,210**
在宅酸素療法(HOT). **83,210**
サルコイドーシス. **130,211**
三叉神経血管説. **24,211**
ジスキネジア. **21,211**
しぶり腹. **167,211**
羞明. **128,130,211**
受容体仮説. **5,6,211**
情動脱力発作(カタプレキシー)
. . . . **28,211**
心窩部. . . . **90,91,102,104,169,179,211**
新生児マス・スクリーニング
. . . . **119,211**
水腎症. **66,74,75,187,211**
錐体細胞. **130,212**
髄膜刺激症状. . . . **17,26,148,155,212**
睡眠時ポリグラフ検査. . . **28,212**
睡眠潜時反復検査. **28,212**
スクリーニング. **29,80,212**
ステロイドパルス療法. . **27,34,212**
正常圧水頭症. **17,212**
精神療法. **4,5,7,8,9,10,11,76,212**
赤沈(赤血球沈降速度). . **33,84,85,**
86,92,118,133,134,137,143,175,177,212
セロトニン症候群. **5,213**
閃輝暗点. **24,213**
造血幹細胞移植. . . . **60,176,177,213**
足関節上腕血圧比(ABI：Ankle Brachial Index). **54,213**
側副血行路. **18,213**

た行

ダーモスコピー検査. **191,213**
滞続言語. **24,214**
脱抑制. **24,214**
単クローン性免疫グロブリン
(M蛋白). **177,214**
ダンピング症候群. . . **179,180,214**
チアノーゼ. **49,83,214**
直接ビリルビン. **100,214**
ツベルクリン反応. . . **33,88,145,214**
デキサメタゾン抑制試験
. . . . **122,215**
テタニー. **121,123,215**
瞳孔ブロック. **127,215**
糖毒性. **107,215**
同名性半盲. **14,215**
ドナー. **36,215**
ドパミン仮説. **4,215**
トリプルワーミー. . . **65,66,215**
努力肺活量. **83,216**
ドレナージ. **15,88,100,150,216**

な行

生ワクチン. **162,163,216**
尿流動態検査. **69,216**
脳血管攣縮. **17,216**
ノルメタネフリン. **121,216**

は行

肺シンチグラフィー. **53,216**
ハウストラ. **92,216**
白衣高血圧. **53,216**
曝露療法. **7,217**
長谷川式認知症スケール
(HDS-R). **22,217**
バソプレシン. **116,217**
ばち指. **84,183,184,217**
パッチテスト. **137,139,217**

247

用語索引

ハプトグロビン 61,217
原田病 130,217
汎血球減少 34,60,217
ピークフロー値 82,83,217
光干渉断層計(OCT) 128,217
非定型肺炎 85,86,143,218
ヒトT細胞白血病ウイルス
(HTLV-1) 176,218
皮内テスト 136,218
日和見感染 . . . 64,151,159,164,218
広場恐怖 7,9,218
ファンコニ貧血 60,218
ファンタスティック4 . . 49,50,218
フィッシャー比 98,218
フィラデルフィア(Ph)染色体
. . . . 172,174,218
フェリチン 58,219
フォレスター分類 49,50,219
プラーク 52,219
プラトー虹彩 127,219
プリックテスト 136,219
ブルンベルグ徴候 104,219
フローボリューム曲線 . . . 82,219
分化誘導療法 171,219
平衡機能検査 131,220
閉塞性換気障害 82,83,220
ペースメーカー 47,220
ペナンブラ 19,20,220
ベンス・ジョーンズ蛋白
. . . . 177,220
芳香族アミン 188,220
膀胱内注入療法 188,220
ホットフラッシュ 76,220
ボルマン分類 179,220

ま行

マンモグラフィー 186,221

ミニメンタルステート検査
(MMSE) 22,221
脈絡膜新生血管 128,221
無効造血 59,60,64,221
迷走神経刺激法 43,44,221
メタネフリン 121,221
モノアミン仮説 5,6,221

や行・ら行・わ

夜盲 130,221
ライ症候群 87,156,221
卵巣チョコレート嚢胞 . . .77,222
リウマトイド因子(RF) . . .33,222
リエントリー回路 . . 42,43,45,46,222
輪状暗点 130,222
レシピエント 36,222
レム睡眠行動障害 23,222
レルミット徴候 27,222

薬剤・薬効索引

数字・記号
- 5-ASA製剤 92
- 5α還元酵素阻害薬 75
- $α_1$受容体遮断薬 75,121
- $β_3$受容体刺激薬 68
- $β$-ラクタム系 72,145
- $β$受容体遮断薬 48,54,121,126

A・B
- ABVD療法 175
- ACE阻害薬 56,57,70,224
- ARB 56,57,224
- ATP 43,44
- BRAF阻害薬 191
- BTK阻害薬 175

C
- CAPOX 178
- Ca遮断薬 43,44,51,52
- Ca静注 121
- CDK4/6阻害薬 186
- CE療法 185
- CHOP療法 176

D
- D_2受容体刺激薬 114
- D_2受容体遮断薬 19,20
- DNAポリメラーゼ阻害薬 94,157
- DPT-IPV四種混合ワクチン 142
- DPT三種混合ワクチン 142
- D-マンニトール 17,18
- D-マンニトール注射液 224

E・F・G
- EGFR阻害薬 184
- FGFR阻害薬 182
- FLT3阻害薬 170
- FOLFIRI 178
- FOLFIRINOX 181
- FOLFOX 178
- GH分泌抑制薬 114
- GLP-1製剤 107
- Gn-RH誘導体 186

H・I・J
- H_1受容体遮断薬
  .. 32,82,129,131,132,136,137,139,144,148
- H_2受容体遮断薬 89,90,91,102
- HER2阻害薬 186
- IFN製剤 94,95,157,158
- IP療法 185

L・M・N
- LH-RH刺激薬 77
- L-アスパラギナーゼ 172
- M_3受容体刺激薬 226
- MEK阻害薬 191
- MR混合ワクチン 162,163
- NaSSA 5
- NMDA受容体遮断薬 22
- NSAIDs 24,33,34,36,38,113

P・R
- PARP阻害薬 186,190
- PDE-5阻害薬 80
- PE療法 185
- $PGF_{2α}$誘導体 126
- PPI 89,90,91,102

薬剤・薬効索引

R-CHOP 176
rt-PA（アルテプラーゼ）. . . . 224

S・T・U・V

S-1 179,181,182
SNRI 5
SSRI 5
ST合剤 166
T₄製剤 119
u-PA（ウロキナーゼ） 224
VCAP-AMP-VECP療法 . . . 176

ア

アカルボース 230
アカンプロサート 225
アザチオプリン 96,229
アシクロビル 130,153
アジスロマイシン 142,231
アジルサルタン 227
アズトレオナム 231
アスピリン 51,52,224,227
アセタゾラミド 230
アセトアミノフェン 24,87,156
アゼラスチン 231
アゾール系 135,164,165,166
アダパレン 140
アダリムマブ 225,229
アテゾリズマブ 233
アテノロール 226,227
アトバコン 166
アトモキセチン 28
アトルバスタチン 227,230
アドレナリン 32,46
アトロピン 47
アバカビル 232
アバタセプト 225
アピキサバン 224
アビラテロン 188

アファチニブ 184,232
アプラクロニジン 231
アプリンジン 226
アベマシクリブ 233
アマンタジン 224,232
アミオダロン 45,46,84,226
アミトリプチリン 223
アミノフィリン 32,82
アムシノニド 233
アムホテリシンB 164
アムロジピン 227
アメナメビル 153
アモキサピン 223
アモキシシリン 69,146,231
アリピプラゾール 223
アリルエストレノール 228
アルガトロバン 224
アルキル化薬 232
アルクロメタゾンプロピオン酸
エステル 233
アルテプラーゼ 52
アルドース還元酵素阻害薬 . . 109
アルドステロン拮抗薬 123
アルファカルシドール 226
アレクチニブ 184,232
アレンドロン酸 226
アロプリノール 173,230
アロマターゼ阻害薬 186
アンチトロンビン製剤 64
アンピシリン 144,231

イ・ウ

イグラチモド 225
イコサペント酸エチル 230
イストラデフィリン 225
イソニアジド 229
イソプレナリン 47
イダルビシン 170

イトラコナゾール 135,166,231
イピリムマブ 233
イフェンプロジル 224
イプラグリフロジン 230
イプリフラボン 226
イベルメクチン 168
イホスファミド 232
イマチニブ 174,232
イミプラミン 223
イミペネム 231
イリノテカン 185,232
イルベサルタン 227
インスリン 101,106,107,108
インダカテロール 228
インテグラーゼ阻害薬 159
インフリキシマブ 225,229
ウルソデオキシコール酸 . . 93,96

エ

エキセナチド 230
エスシタロプラム 223
エスゾピクロン 223
エスタゾラム 223
エストラジオール 226
エストロゲン受容体遮断薬 . . 186
エソメプラゾール 229
エタネルセプト 225
エダラボン 224
エタンブトール 229
エチゾラム 223
エチドロン酸 226
エドキサバン 224
エトスクシミド 224
エトポシド 185,232
エナラプリル 227
エパルレスタット 109
エピナスチン 228,231
エファビレンツ 232

エプレレノン 227
エボロクマブ 230
エミシズマブ 62
エリスロポエチン製剤 61,177
エリスロマイシン 231
エルカトニン 226
エルゴタミン 225
エルゴタミン製剤 24
エルデカルシトール 226
エルロチニブ 184,232
エレトリプタン 225
エンコラフェニブ 233
エンザルタミド 188
エンシトレルビル 87
エンタカポン 224
エンテカビル 229
エンホルツマブ ベドチン
. . . . 187,188

オ

黄体ホルモン製剤 77
オキサゾラム 223
オキサリプラチン 232
オザグレル 224
オシメルチニブ 184
オセルタミビル 232
オマリグリプチン 230
オマリズマブ(皮下注) 228
オメガ-3脂肪酸エチル 230
オメプラゾール 229
オラパリブ 233
オランザピン 223
オルプリノン 226
オルメサルタン 227

カ

外分泌腺機能促進薬 35
核酸系逆転写酵素阻害薬 . . . 159

過酸化ベンゾイル 140
活性型ビタミンD製剤 37,38
活性型ビタミンD₃製剤 .. 121,138
ガバペンチン............ 224
カプトプリル............ 227
ガベキサート.......... 64,229
カペシタビン............ 232
カベルゴリン.......... 114,224
ガランタミン............ 225
ガルカネズマブ.......... 225
カルテオロール.......... 230
カルバマゼピン 27,223,224
カルベジロール.......... 227
カルペリチド.......... 226,227
カルボシステイン 228
カルボプラチン 185,190,232
ガンシクロビル.......... 154
カンデサルタン.......... 227
ガンマオリザノール....... 230

キ

キニーネ............... 167
キニジン............... 226
気分安定薬 6
キャップ依存性エンドヌクレ
アーゼ阻害薬........... 87,156
吸入ステロイド薬 82,83
強心薬................. 55
筋弛緩薬............... 25

ク

クアゼパム 223
クエチアピン............ 223
クエン酸第一鉄.......... 227
駆虫薬................. 168
クラリスロマイシン.. 132,142,231
グリクラジド............ 230
グリコピロニウム 228

グリコペプチド系 151
クリゾチニブ.......... 184,232
グリチルリチン製剤..... 93,96
グリベンクラミド 230
グリメピリド............ 230
クリンダマイシン 144
グルカゴン 110
クレンブテロール(経口) ... 228
クロザピン 223
クロナゼパム............ 223
クロバザム 223
クロピドグレル...... 51,224,227
クロベタゾールプロピオン酸エ
ステル................ 233
クロベタゾン酪酸エステル.. 233
クロミプラミン 28,223
クロモグリク酸.......... 231
クロルフェニラミン....... 231
クロルプロマジン 223
クロルマジノン 188,228

ケ

血管拡張薬 54
血管収縮薬 132
血栓溶解薬 19,20,42,53
血糖降下薬 107
ケトチフェン.......... 228,231
ケトプロフェンテープ 139
ゲファルナート 229
ゲフィチニブ.......... 184,232
ゲムシタビン....... 181,182,232
ゲムツズマブオゾガマイシン
.... 170

コ

抗CGRP抗体製剤 24
抗HIV薬 159
抗TNF-α抗体製剤 92

薬剤・薬効索引

抗悪性腫瘍薬. 133
降圧薬. 19,20,23,53,54,69,79
抗インフルエンザ薬. 87,156
抗ウイルス薬
. 26,87,95,98,130,153,154,155,158
抗うつ薬. 7,8,9,10,11,23,25,76
抗炎症薬. 87,192
抗凝固薬. . . .19,20,23,35,42,52,53,68,79
抗菌薬. . .26,78,98,100,101,104,129,130,
134,138,140,143,144,148,150,152
抗痙攣薬. 18
抗結核薬. 88,145
抗血小板薬. 18,19,23,52,54
抗甲状腺薬. 117
抗コリン薬. 68,83,127,143
抗真菌薬. 135,164,165,166
抗精神病薬. 4,6,22,23
抗線維化薬. 84
抗体カクテル. 87
抗てんかん薬. 12,13
抗パーキンソン病薬. 21
抗ヒスタミン薬. 32
抗不安薬. 7,8,9,10,11,76
抗不整脈薬. 40,41,42,45
抗マラリア薬. 167
抗リウマチ薬. 33
ゴセレリン. 228
骨吸収抑制薬. 37
骨形成促進薬. 37
コリンエステラーゼ阻害薬
. 3,22,23,69
コリン作動薬. 126
コルヒチン. 36,113
コルホルシンダロパート. . . 226
コレスチミド. 230
コレスチラミン. 230

サ

催眠薬. 7,8,9,10,11
ザナミビル. 232
サラゾスルファピリジン
. 225,229
サリルマブ. 225
サルブタモール. 228
サルメテロール. 228
サルメテロール(吸入). 228
三環系. 5
散瞳薬. 130

シ

ジアゼパム. 223
シアナミド. 225
シアノコバラミン. 228
ジエノゲスト. 228
子宮収縮薬. 79
子宮収縮抑制薬. 78
シクロホスファミド. . .172,175,232
ジゴキシン. 226,227
脂質異常症治療薬. 111
止瀉薬. 143
シスプラチン. 185,232
ジスルフィラム. 225
ジソピラミド. 226
シタグリプチン. 230
シタラビン. 170,172,232
ジドブジン. 232
シナカルセト. 120
ジフェンヒドラミン. 231
ジフルコルトロン吉草酸エステ
ル. 233
ジフルプレドナート. 233
シプロフロキサシン. 231
ジフロラゾン酢酸エステル. . 233
シベンゾリン. 226
シメチジン. 229

253

消化管運動改善薬 102
硝酸イソソルビド 226,227
硝酸薬 51,52,226
ジルチアゼム 224,226,227
シルニジピン 227
シロスタゾール 224
人工涙液 35
シンバスタチン 230
心不全治療薬 49,50

ス

スクラルファート 229
ステロイド外用薬 135,137
ステロイド薬 . . . 2,3,26,32,33,34,35,36,
37,61,63,68,70,82,84,88,92,96,113,
118,129,130,132,133,136,137,138,
139,144,148,150
ストレプトマイシン 229
スニチニブ 187
スピペロン 223
スピロノラクトン 227
スプラタスト 228
スペクチノマイシン 147
スマトリプタン 225
スルピリド 223

セ

精製白糖 140
セツキシマブ 178,180
セビメリン 226
セファレキシン 231
セフェム系 71,72,148,149
セフカペン 231
セフジニル 231
セフトリアキソン 147
セフメタゾール 231
セマグルチド 230
セラトロダスト 228

セルトラリン 223
セルペルカチニブ 184
セレギリン 224

ソ

ソタロール 226
ゾニサミド 224
ゾピクロン 223
ソホスブビル 95,158
ソラフェニブ 181
ゾルピデム 223
ゾルミトリプタン 225
ゾレドロン酸 226

タ

ダウノルビシン 170,172,232
タクロリムス 135,225,229
ダサチニブ 232
タダラフィル 228
ダパグリフロジン 230
ダビガトラン 224
ダブラフェニブ 233
タフルプロスト 231
タミバロテン 171
タムスロシン 228
炭酸脱水酵素阻害薬 126
炭酸リチウム 223
短時間作用型β_2受容体刺激薬
. . . . 82
タンドスピロン 223
蛋白質分解酵素阻害薬 101

チ

チアジド系利尿薬 116
チアプリド 224
チアマゾール 117
チオトロピウム 228
チクロピジン 224,227

薬剤・薬効索引

チニダゾール	168
チモロール	230
中和抗体薬	87
長時間作用型β_2受容体刺激薬	82,83
直接コリン作動薬	69
鎮痙鎮静薬	79
鎮痛薬	25,100,101

ツ・テ

ツロブテロール	228
ツロブテロール(貼付)	228
テイコプラニン	151,231
低容量ピル	77
テオフィリン	82,228
テガフール	232
テガフール・ギメラシル・オテ ラシル(S-1)	232
デキサメタゾン	233
デキサメタゾン吉草酸エステル	233
デキサメタゾンプロピオン酸エ ステル	233
デスモプレシン	62,116
デスラノシド	226,227
鉄剤	58
テトラサイクリン系	72,86,143,145,146,147
デノスマブ	177,226
テノホビル	229
テプレノン	229
デプロドンプロピオン酸エステ ル	233
テポチニブ	184
デュタステリド	228
デュラグルチド	230
デュロキセチン	223
テリパラチド	226

テルビナフィン	135,166
テルミサルタン	227

ト

ドキシフルリジン	232
ドキソルビシン	172,232
トシリズマブ	225
ドセタキセル	188,232
ドネペジル	225
ドパミン	226
トファシチニブ	225
ドブタミン	226
トラスツズマブ	179,232
トラスツズマブ デルクステカン	179,186
トラセミド	227
トラゾドン	223
トラニラスト	231
トラボプロスト	231
トラメチニブ	233
トリアゾラム	223
トリアムシノロンアセトニド	233
トリアムテレン	227
トリクロルメチアジド	227
トリプタン製剤	24,25
トリヘキシフェニジル	224
トリメタジオン	224
トリロスタン	122
ドルゾラミド	230
トルバプタン	227
トレチノイン	171
トレラグリプチン	230
ドロキシドパ	225
トロンボポエチン受容体作動薬	63

255

薬剤・薬効索引

ナ・ニ

ナテグリニド............ 230
ナファモスタット 64,229
ナフトピジル............ 228
ナラトリプタン 225
ナルメフェン............ 225
ニカルジピン........ 224,227
ニコランジル........ 226,227
ニトログリセリン 224,226,227
ニフェカラント 46,226
ニフェジピン............ 227
ニボルマブ 233
ニューキノロン系 .. 71,72,86,143,147
尿酸生成抑制薬.......... 112
尿酸排泄促進薬.......... 112
ニルマトレルビル 87
ニロチニブ 232

ネ・ノ

ネビラピン 232
ネルフィナビル.......... 232
ノイラミニダーゼ阻害薬 .. 87,156
濃グリセリン・果糖注射液.. 224
脳循環改善薬............ 19,20
脳浮腫治療薬............ 19,20
脳保護薬 19,20
ノルアドレナリン 226
ノルトリプチリン 223
ノルフロキサシン 231

ハ

バカンピシリン 231
白内障治療薬............ 128
パクリタキセル 190,232
破傷風ヒト免疫グロブリン.. 152
バゼドキシフェン 226
白金製剤 179,180,182,184,191
バラシクロビル 130,153

パリペリドン............ 223
バルサルタン............ 227
バルプロ酸 24,223,224
パルボシクリブ 233
バロキサビルマルボキシル.. 232
パロキセチン............ 223
ハロペリドール.......... 223
バンコマイシン 144,151,231

ヒ

ヒアルロン酸............ 38
ピオグリタゾン 230
ビカルタミド............ 188
ビスホスホネート製剤... 120,177
ビソプロロール 226,227
ピタバスタチン 230
ビタミンA誘導体..... 130,171
ビタミンB_{12}製剤 59
ヒドララジン............ 227
ヒドロキシジン 223
ヒドロキソコバラミン 228
ヒドロクロロチアジド 227
ヒドロコルチゾン 124
ヒドロコルチゾン酪酸エステル
 233
ビニメチニブ............ 233
ビペリデン 224
ピボキシル 231
ビマトプロスト 231
ピモベンダン............ 227
ピランテル 168,169
ピルシカイニド 226
ビルダグリプチン 230
ピレノキシン............ 128
ピロカルピン........ 226,231
ビンクリスチン 172,232
ビンブラスチン 232

256

薬剤・薬効索引

フ

ファスジル	17,224
ファモチジン	229
フェキソフェナジン	231
フェニトイン	224
フェノテロール	228
フェノバルビタール	223
フェノフィブラート	230
フェブキソスタット	173,230
副腎皮質ホルモン合成阻害薬	122
ブコローム	230
ブシラミン	225
ブスルファン	232
ブセレリン	228
ブデソニド	228
ブナゾシン	231
ブプレノルフィン	229
ブホルミン	230
プラスグレル	227
プラバスタチン	230
プラミペキソール	224
プランルカスト	228,231
プリマキン	167
プリミドン	223
ブリモニジン	231
ブリンゾラミド	230
フルオシノニド	233
フルオシノロンアセトニド	233
フルオロウラシル	180,191,232
フルタミド	188
フルダラビン	175
フルチカゾン	228
フルニトラゼパム	223
フルバスタチン	230
フルフェナジン	223
フルボキサミン	223
ブレオマイシン	232
フレカイニド	226
ブレクスピプラゾール	223
プレドニゾロン	172,229,233
プレドニゾロン吉草酸エステル酢酸エステル	233
プロカインアミド	45,226
プロカテロール	228
フロセミド	226,227
ブロチゾラム	223
プロテアーゼ阻害薬	159
プロテアソーム阻害薬	177
ブロナンセリン	223
プロパフェノン	226
プロピルチオウラシル	117
プロブコール	230
プロプラノロール	24,226,227
プロベネシド	230
ブロムヘキシン	228
ブロモクリプチン	114,224
分岐鎖アミノ酸製剤	98
分子標的薬	170,174,178,179,180,
	181,182,184,186,187,189,190,191

ヘ

ベクロメタゾン	228
ベザフィブラート	230
ベタヒスチン	131
ベタメタゾン吉草酸エステル	233
ベタメタゾンジプロピオン酸エステル	233
ベタメタゾン酪酸エステルプロピオン酸エステル	233
ペニシリン系	134,148,152
ベネトクラクス	170
ベバシズマブ	178,190
ヘパリン	64,224
ベプリジル	226

257

薬剤・薬効索引

ペムブロリズマブ 233
ベムラフェニブ 233
ペメトレキセド 184
ペモリン 225
ベラパミル 25,226,227
ペルツズマブ 232
ペロスピロン 223
ベンジルペニシリン 146,231
ベンズブロマロン 230
ペンタゾシン 229
ペンタミジン 166
ベンダムスチン 232
ベンラファキシン 223

ホ

防御因子増強薬 90,91
ボグリボース 230
ホスカルネット 154
ボノプラザン 229
ポビドンヨード 140
ポリカルボフィルカルシウム
. . . . 229
ボリコナゾール 231
ホルモテロール 228

マ

マイトマイシンC 232
マグネシウム製剤 48
マクロライド系
. . . . 72,86,132,142,143,145,147
マプロチリン 223
マラビロク 232

ミ

ミアンセリン 223
ミカファンギン 164,165
ミグリトール 230
ミコナゾール 164,231

ミゾリビン 225
ミチグリニド 230
ミノサイクリン 231
ミノドロン酸 226
ミルタザピン 223
ミルナシプラン 223
ミルリノン 226

メ

メキシレチン 226
メコバラミン 228
メサラジン 229
メチルドパ 227
メチルフェニデート 28,225
メトトレキサート . . 84,172,225,232
メトプロロール 227
メトホルミン 230
メドロキシプロゲステロン . . 189
メトロニダゾール 144,167,168
メナテトレノン 226
メペンゾラート 229
メマンチン 225
メルカプトプリン 172,232
メロペネム 231
免疫チェックポイント阻害薬
. . . . 179,180,181,182,183,184,
185,186,187,189,191
免疫調節薬 177

モ

モガムリズマブ 176
モダフィニル 225
モメタゾンフランカルボン酸エ
ステル 233
モルヌピラビル 87
モルヒネ 52
モンテルカスト 132,231

258

薬剤・薬効索引

ヨ

葉酸 60
溶性ピロリン酸第二鉄 227
四環系 5

ラ

酪酸プロピオン酸ヒドロコルチ
ゾン 233
ラクツロース 98
ラスブリカーゼ 173
ラタノプロスト 231
ラニチジン 229
ラニナミビル 232
ラパチニブ 232
ラフチジン 229
ラベタロール 227
ラベプラゾール 229
ラミブジン 229,232
ラムシルマブ 179
ラモセトロン 229
ラモトリギン 223,224
ラロキシフェン 226
ランソプラゾール 229

リ

リキシセナチド 230
リザトリプタン 225
リシノプリル 227
リスペリドン 223
リセドロン酸 226
リツキシマブ 175,176
リドカイン 45,46,226
リトナビル 232
リナグリプチン 230
利尿薬 55,98,192,224
リバーロキサバン 224
リパスジル 231
リバスチグミン 225

リバビリン 95,158
リファンピシン 229
リュープロレリン 188,228
緑内障治療薬 126
リラグルチド 230
リルゾール 27
リルピビリン 232
リルマザホン 223
リン製剤 38

ル・レ

ループ利尿薬 69
ルビプロストン 229
ルリコナゾール 231
レチノイド 138
レパグリニド 230
レバミピド 229
レフルノミド 225
レベチラセタム 224
レボチロキシン 119
レボドパ・カルビドパ合剤 . . 224
レボドパ・ベンセラジド合剤
. . . . 224
レボフロキサシン 231
レボメプロマジン 223
レンバチニブ 189

ロ・ワ

ロイコトリエン受容体遮断薬
. . . . 32,82,129,132,136,137,139,144,148
ロサルタン 227
ロスバスタチン 227,230
ロピニロール 224
ロメリジン 24
ロラタジン 231
ワルファリン 42,224,227

259

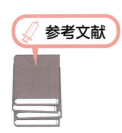

参考文献

『病気がみえる vol.2 循環器 第 4 版』(医療情報科学研究所・編/メディックメディア)

『病気がみえる vol.3 糖尿病・代謝・内分泌 第 5 版』(医療情報科学研究所・編/メディックメディア)

『病気がみえる vol.7 脳・神経 第 2 版』(医療情報科学研究所・編/メディックメディア)

『病気がみえる vol.8 腎・泌尿器 第 2 版』(医療情報科学研究所・編/メディックメディア)

『薬がみえる vol.1 第 1 版』(医療情報科学研究所・編/メディックメディア)

『薬がみえる vol.2 第 1 版』(医療情報科学研究所・編/メディックメディア)

『薬がみえる vol.3 第 1 版』(医療情報科学研究所・編/メディックメディア)

『ビジュアルノート 第 4 版』(茨木保・著、医療情報科学研究所・編/メディックメディア)

『看護のための病態ハンドブック』(山田幸宏・編著/医学芸術社)

『薬物治療学 第 2 版』(吉尾隆 他・編/南山堂)

『系統看護学講座専門分野 2 脳・神経』(井手隆文 他・著/医学書院)

『薬剤師国家試験のための薬単 試験にでる医薬品暗記帳』(木元貴祥・著/秀和システム)

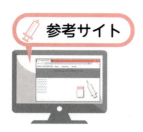

参考サイト

独立行政法人　医薬品医療機器総合機構
https://www.pmda.go.jp/

厚生労働省（薬剤師国家試験のページ）
https://www.mhlw.go.jp/stf/seisakunitsuite/bunya/kenkou_iryou/iyakuhin/yakuzaishi-kokkashiken/index.html

厚生労働省（みんなのメンタルヘルス）
https://www.mhlw.go.jp/kokoro/index.html

厚生労働省（e-ヘルスネット）
https://www.e-healthnet.mhlw.go.jp/

難病情報センター
https://www.nanbyou.or.jp/

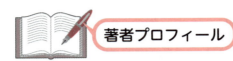

株式会社
PASSMED
公式LINE

木元 貴祥（きもと たかよし）

株式会社PASSMED 代表取締役

1986年生まれ。大阪医科薬科大学卒。薬剤師・講師。
大学卒業後、外資系製薬メーカーにMR職で入社。骨粗鬆症治療薬のセールスランキングが社内1位に輝くなど順調な企業生活を送るが、学生時代に憧れた講師職への未練を断ち切れずに薬学ゼミナール講師に転職、薬理学を担当する。講義を経験するうちに、臨床に携わりたい思いが湧き上がり、その後は調剤薬局に転職。
現在は看護師国家試験対策予備校WAGONで講師を行う傍ら、薬学生プレミア（成績優秀者向け就活支援）・新薬情報オンラインなどのサイト運営や執筆に取り組んでいる。
著書に『薬剤師国家試験のための薬単 試験にでる医薬品暗記帳』（秀和システム）など。

岩片 一樹（いわかた かずき）

株式会社メディカルスタンダード　経営企画責任者

1991年生まれ。日本大学薬学部卒業。薬剤師。大学卒業後、東京大学医学部附属病院にレジデントとして入職。その後、調剤薬局への転職と同時にビジネススクールに通う。こうした経験を活かし、ベンチャー企業の営業へと転職。入社3ヶ月で営業成績3位という結果を残す。2019年からは、派遣薬剤師として調剤経験を重ねながら、営業代行、講師業なども行った。2020年に法人を設立するも、失敗し挫折。再び調剤薬局へ就職し、改めて薬剤師の素晴らしさや可能性を感じた。現在は、経営企画責任者として調剤薬局の経営と現場におけるマネジメントに取り組んでいる。2021年、SNS上で繋がりをもった「PASSMED」のビジョンに共感し、少しでも薬学生・薬剤師の手助けになればと本書を共同執筆するに至った。

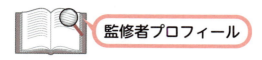

奈良 信雄（なら のぶお）

医学博士。東京医科歯科大学（現東京科学大学）名誉教授、順天堂大学客員教授、日本医学教育評価機構常勤理事。
1975年東京医科歯科大学医学部卒業後、放射線医学総合研究所、カナダ・トロント大学オンタリオ癌研究所研究員、東京医科歯科大学医学部教授、同大学大学院教授、同大学医歯学教育システム研究センター長などを経て、現在に至る。専門は血液内科学、臨床検査医学、医学教育学。
『最新臨床検査学講座 血液検査学』（医歯薬出版）、『内科診断学』（医学書院）などの専門書から、『看護師のための検査値・数式事典』（秀和システム）、『やさしくわかる看護師のための検査値パーフェクト事典』（ナツメ社）などの看護師向け書籍、『ざんねん？ はんぱない！ からだのなかのびっくり事典』（ポプラ社）などの一般書まで、著書・監修多数。

- ●装丁　古屋　真樹（志岐デザイン事務所）
- ●本文イラスト　武村　幸代
- ●校正　株式会社聚珍社

薬剤師国家試験のための病単
試験にでる病気まとめ帳　第2版

| 発行日　2025年　2月28日 | 第1版第1刷 |

著者　木元　貴祥／岩片　一樹
監修者　奈良　信雄

発行者　斉藤　和邦
発行所　株式会社　秀和システム
　　　　〒135-0016
　　　　東京都江東区東陽2-4-2　新宮ビル2F
　　　　Tel 03-6264-3105（販売）Fax 03-6264-3094
印刷所　三松堂印刷株式会社　　　　Printed in Japan

ISBN978-4-7980-7198-5 C3047

定価はカバーに表示してあります。
乱丁本・落丁本はお取りかえいたします。
本書に関するご質問については、ご質問の内容と住所、氏名、電話番号を明記のうえ、当社編集部宛FAXまたは書面にてお送りください。お電話によるご質問は受け付けておりませんのであらかじめご了承ください。